PETER MAYERHOEFER

Wohlbefinden dank Schüßler-Salzen

Das aktuelle Basis-Wissen.

1. AUFLAGE

ISBN: 978-15-0-312-565-0

© 2014 **Herstellung und Verlag:**

CreateSpace
4900 LaCross Road
North Charleston, SC 29406
USA

Inhaltsverzeichnis

5

ALLGEMEINES

Die sanfte Behandlung mit Schüßler-Salzen wird gerade in unserer hektischen Zeit immer beliebter. Die homöopathisch potenzierten Mineralsalze wurden von dem Arzt Dr. Wilhelm Heinrich Schüßler entwickelt.

Ihre Heilkraft beruht auf der Erkenntnis, dass die Zellen des Körpers verschiedene Mineralsalze brauchen, um gut zu funktionieren. Wenn ein Mineralsalz-Mangel besteht, kommt es zu Krankheiten.

In der stark verdünnten, potenzierten Form können Schüßler-Salze optimal schnell zu den darbenden Zellen vordringen, und sie für die Aufnahme der wichtigen Mineralsalze aufschließen.

BIOCHEMIE NACH DR. SCHÜSSLER

Schüßler-Salze sind eine sehr beliebte, sanfte Heilmethode.
Die potenzierten Mineralsalze wurden von dem Arzt Dr. Wilhelm Heinrich Schüssler entwickelt.

Die Heilkraft der Schüssler-Salze beruht auf der Erkenntnis, dass die Zellen des Körpers verschiedene Mineralsalze brauchen, um gut zu funktionieren. Wenn ein Mineralsalz-Mangel besteht, kommt es zu Krankheiten.

In der stark verdünnten, potenzierten Form sollen Schüssler-Salze die Fähigkeit haben, optimal schnell zu den darbenden Zellen vorzudringen, und sie für die Aufnahme der wichtigen Mineralsalze aufzuschließen.

Auf diese Weise kann man mit den Schüssler-Salzen häufige Alltags-Krankheiten behandeln und auch die Behandlung von chronischen Krankheiten unterstützen.

Biographie von Dr. Schüßler

Dr. Wilhelm Heinrich Schüßler lebte von 1821 bis 1898.
Geboren wurde er am 21. August 1821 in Bad Zwischenahn und am 30. März 1898 ist er bei Oldenburg gestorben, wo er viele Jahre seines Lebens verbrachte. Schüßler studierte in Paris, Berlin, Gießen und Prag und promovierte in Gießen in der Medizin.

10

Zunächst ist Dr. Wilhelm Heinrich Schüßler fünfzehn Jahre lang als homöopathischer Arzt tätig.

Die Entdeckungen Dr. Virchows, der die Zellen des menschlichen Körpers entdeckte, faszinieren Dr. Schüßler jedoch so, dass er beginnt, auf der Basis der Zellenlehre nach den Ursachen von Krankheit und deren Behandlung zu forschen.

Dabei legte Dr. Schüßler seinen Schwerpunkt auf Mineralstoffe und Spurenelemente.

Nach und nach entdeckt er zwölf Mineralsalze, die für das Funktionieren des menschlichen Körpers sehr wichtig sind.

Dr. Schüßler findet heraus, wo diese Mineralstoffe im menschlichen Körper vorkommen.

Auf der Basis dieser Mineralstofflehre entwickelt Dr. Schüßler eine Methode, wie die Mineralsalze so aufbereitet werden können, dass sie entsprechend seiner Vorstellung vom Körper besonders gut aufgenommen werden können.

Dazu orientiert er sich an den Methoden der Homöopathie, wie man Stoffe potenziert und als Tablette verfügbar macht.

Laut Dr. Schüßler unterscheidet sich seine neue Methode jedoch deutlich von der Homöopathie, weil bei seiner Mineralstoff-Behandlung nicht das Simile-Prinzip angewendet wird, was für die Homöopathie so entscheidend ist (Simile-Prinzip: Ähnliches wird durch Ähnliches geheilt).

Dr. Schüßler nennt seine Behandlungsmethode "Biochemie", weil dabei die chemischen Zusammenhänge der menschlichen Biologie berücksichtigt werden.

Die neue Behandlungsmethode von Dr. Schüßler findet bald begeisterte Anhänger und die Zahl seiner Patienten wächst sehr schnell an.

Tausende von Patienten wollen Jahr für Jahr seine Hilfe erhalten.

Heutzutage hat die Biochemie nach Dr. Schüßler nichts an Aktualität verloren.

Vor allem angesichts des Wunsches nach einer sanften Medizin werden die Mineralsalze nach Dr. Schüßler immer beliebter.

FUNKTIONSMITTEL

Die zwölf Funktionsmittel stellen die Basis der Biochemischen Behandlung dar. Sie wurden von Dr. Schüßler entwickelt.

Die 12 Funktionsmittel		Wirkt vor allem auf:
Nr. 1.	Calcium Fluoratum	Bindegewebe, Haut, Gelenke
Nr. 2.	Calcium Phosphoricum	Knochen und Zähne
Nr. 3.	Ferrum Phosphoricum	Immunsystem
Nr. 4.	Kalium Chloratum	Schleimhäute
Nr. 5.	Kalium Phosphoricum	Nerven
Nr. 6.	Kalium Sulfuricum	Stoffwechsel
Nr. 7.	Magnesium Phosphoricum	Muskeln
Nr. 8.	Natrium Chloratum	Flüssigkeitshaushalt
Nr. 9.	Natrium Phosphoricum	Stoffwechsel
Nr.10.	Natrium Sulfuricum	Entschlackung
Nr.11.	Silicea	Bindegewebe, Haut, Haare
Nr.12.	Calcium Sulfuricum	Gelenke, Eiter

Ergänzungsmittel

Von den Anhängern der Biochemischen Behandlung mit Schüssler-Salzen wurden im Laufe der Zeit weitere Mineralsalze entdeckt, die als sogenannte Ergänzungsmittel erhältlich sind.

Diese Ergänzungsmittel werden so angewendet wie die Funktionsmittel, aber für jeweils andere Einsatzgebiete.

Inzwischen sind 15 Ergänzungsmittel zusammengekommen, von denen zwölf schon recht bekannt sind.

Die 15 Ergänzungsmittel		Wirkt vor allem auf:
Nr. 13	Kalium Arsenicosum	Haut, Lebenskraft
Nr. 14	Kalium Bromatum	Nervensystem, Haut
Nr. 15	Kalium Jodatum	Schilddrüse
Nr. 16	Lithium Chloratum	Rheumatische Erkrankungen, Nerven
Nr. 17	Manganum Sulfuricum	Eisenhaushalt
Nr. 18	Calcium Sulfuratum	Lebenskraft, Körpergewicht
Nr. 19	Cuprum Arsenicosum	Verdauungssystem, Nieren
Nr. 20	Kalium-Aluminium Sulfuricum	Verdauung, Nervensystem
Nr. 21	Zincum Chloratum	Stoffwechsel, Gebärmutter, Nerven
Nr. 22	Calcium Carbonicum	Lebenskraft, Anti Aging
Nr. 23	Natrium Bicarbonicum	Entschlackung, Übersäuerung
Nr. 24	Arsenum Jodatum	Haut, Allergien
Nr. 25	Aurum Chloratum Natronatum	Tagesrhythmus, Weibliche Fortpflanzungsorgane
Nr. 26	Selenium	Leber, Blutgefäße
Nr. 27	Kalium Bichromicum	Blut, Zuckerstoffwechsel

Ergänzungsmittel nach Joachim Broy

Der bekannte Schüssler-Behandler Joachim Broy hat zu den bisherigen Schüssler-Salzen weitere sieben Mineralsalze ergänzt.

Diese sieben Mittel sind als Schüssler-Salze noch nicht offiziell anerkannt.

Ergänzungsmittel nach Joachim Broy	Wirkt vor allem auf:
Natrium Fluoratum	Verdauung, Haut
Magnesium Fluoratum	Bewegungsapparat
Calcium Chloratum	Haut, Nerven
Ferrum Chloratum	Blut, Verdauungsorgane
Ferrum Sulfuricum	Blut
Magnesium Chloratum	Nervensystem, Verdauung
Magnesium Sulfuricum	Frauenbeschwerden, Verdauung

Darreichungsformen

Für die Reiseapotheke eignen sich Schüsslersalze als Globuli, weil diese weniger Platz einnehmen als die Schüsslersalz-Tabletten.

Die Schüssler-Salbe Nr. 3 Ferrum Phosphoricum eignet sich als Erste-Hilfe-Salbe.

Außerdem braucht man für unterwegs je nach Reiseziel und Reisenden Schmerztabletten, Kohletabletten, Pflaster und Verbandmaterial.

> ➤ **Pastillen / Tabletten**

Die häufigste Darreichungsform der Schüssler-Salze sind Tabletten (Pastillen), deren Grundlage aus Milchzucker (Lactose) besteht.

Diese Tabletten werden in folgenden Potenzen angeboten:

- D3, D6, D12

Die häufigste Potenz der Schüssler-Salze ist D6.

Eine Ausnahme stellen folgende Salze dar, die meistens in D12 angewandt werden:

- Nr. 1, 3, 11
- Alle Ergänzungsmittel (Nr. 13 - 27)

Viele Hersteller bieten die Schüsslersalze-Tabletten ausschließlich in diesen häufigsten Potenzen, den sogenannten Regelpotenzen, an. Nur bei manchen Herstellern gibt es auch andere Potenzen.

➢ Pulver

Manche Hersteller bieten die Schüsslersalze als Pulver an.

Pulver ist sinnvoll, wenn man die Mittel als Heißgetränk oder Kaltgetränk in Wasser auflösen will. Auch für die Anwendung als Umschlag oder Bad ist Schüssler-Pulver sinnvoll, weil man sich das Zerkleinern spart.

➢ Globuli

Für Menschen, die keinen Milchzucker vertragen, gibt es die Schüssler-Salze auch als Globuli. Globuli sind kleine Kügelchen, die aus Zucker bestehen und mit dem Schüsslersalze-Mittel überzogen sind.

Von den Globuli nimmt man je 5 Globuli für jede Tablette, die in Anwendungsanleitungen angegeben wird.

Schüssler-Globuli werden nur von einigen Herstellern angeboten. Falls man in einer Apotheke keine speziellen Schüsslersalze-Globuli erhält, kann man nach den Globuli als homöopathische Mittel fragen. Dazu muss man den Namen und die gewünschte Potenz angeben.

➢ Tropfen

Wer die Schüsslersalze weder als Tabletten noch als Globuli einnehmen will, kann sie als Tropfen anwenden.

Von den Tropfen nimmt man je 5 Tropfen für jede Tablette, die in Anwendungsanleitungen angegeben wird.

Normalerweise erhält man die Schüsslersalze nicht direkt als Tropfen. Beim Einkauf in der Apotheke man nach den Tropfen als homöopathische Mittel fragen. Dazu muss man den Namen und die gewünschte Potenz angeben.

➢ **Salben**

Die Schüssler-Salze kann man auch als Salben, Cremes oder Gels anwenden.

Von allen Funktionsmitteln der Schüssler-Salze werden Salbenzubereitungen angeboten, meistens in der Potenz D4. Manche Hersteller bieten die Salben nur von den Salzen 1 bis 11 an, nicht von der Nummer 12 (Calcium Sulfuricum). Einige Hersteller bieten nicht nur Salben, sondern auch wasserhaltige Cremes oder Gels an.

Die Ergänzungsmittel werden normalerweise nicht als Salbe oder Creme hergestellt. Wenn man dennoch eine Salbe mit den Ergänzungsmitteln haben will, muss man sie sich selbst anrühren. Man kann aufgelöste Schüsslersalz-Tabletten in eine bestehende wasserhaltige Creme einrühren (3-5 Tabletten auf ca. 50 ml Creme).

➢ **Nasenspray**

Schüsslersalze gibt es auch als Nasenspray zur Anwendung für die Nasenschleimhäute, Nebenhöhlen und Atemwege.

Schüssler-Nasenspray besteht aus isotonischer Kochsalzlösung und geeigneten Schüsslersalzen.

Anwendungen

Die Anwendung der Schüsslersalze ist einfach und angenehm.

Man kann sie einfach einnehmen, hat aber auch eine Menge weitere Möglichkeiten, die Schüsslersalze anzuwenden.

> **Herkömmliche Anwendung**

Die gängige Anwendung der Schüssler-Salze ist

·3 bis 6 mal täglich 1 bis 2 Tabletten je Salz-Sorte

Im Munde zergehen lassen

Die Tabletten werden nacheinander einzeln in den Mund gesteckt und langsam auf der Zunge zergehen lassen.

Die Wirkstoffe der Schüsslersalz-Tabletten werden dabei schon von der Mundschleimhaut aufgenommen und gelangen so sehr schnell in den Blutkreislauf und zu den Zellen des Körpers.

Am besten nimmt man die Schüsslersalze eine halbe Stunde vor dem Essen ein.

Man kann sie aber auch nach oder zwischen den Mahlzeiten einnehmen.

Nach der Einnahme trinkt man am besten ein Glas frisches Wasser, damit der Körper genügend Wasser hat, um eventuelle Giftstoffe ausscheiden zu können. Außerdem unterstützt das Wasser den Transport der Mineralsalze zu den Zellen des Körpers.

> **Akutbehandlung**

In akuten Fällen nimmt man alle 5 Minuten eine Tablette, bis sich das Befinden bessert, längstens jedoch einen halben bis ganzen Tag lang.

Danach geht man zur normalen Dosis über.

➤ Mehrere Salze kombinieren

Wenn man mehrere verschiedene Salze einnehmen will, nimmt man von jedem Salz dreimal täglich eine Tablette.

Die Entscheidung, ob man mehrere Salze gleichzeitig oder nur einzelne Salze nehmen will, ist bei den Schüssler-Salzen dem eigenen Gutdünken überlassen.

Manche Schüsslersalz-Enthusiasten nehmen immer möglichst viele verschiedene Salze ein, andere nehmen maximal drei verschiedene Salze innerhalb eines Tages und wieder andere bevorzugen nur ein einzelnes Salz zur gleichen Zeit. Die Auswahl einzelner oder weniger Salze erfolgt danach, welches am besten zur Gesamtsituation passt.

Wahlweise kann man bei einer einzelnen Einnahme immer nur ein Salz auf einmal einnehmen oder man nimmt mehrere Mittel nacheinander ein.

Dadurch ergeben sich, bei Einnahme von drei verschiedenen Mitteln, beispielsweise folgende Einnahme-Schemas:

Beispiel für gemeinsame Einnahme mehrerer Mittel:
- morgens: je 1 Tablette von Mittel a, b und c
- mittags: je 1 Tablette von Mittel a, b und c
- abends: je 1 Tablette von Mittel a, b und c

Beispiel für getrennte Einnahme mehrerer Mittel:
- morgens: 2-3 Tabletten von Mittel a
- mittags: 2-3 Tabletten von Mittel b
- abends: 2-3 Tabletten von Mittel c

Beide Arten der Einnahme haben ihre Berechtigung. Es ist in erster Linie eine Frage der Einstellung, welches Einnahme-Schema man bevorzugt.

Anwender, die der Homöopathie nahe stehen, bevorzugen meistens die getrennte Einnahme. Aus der Homöopathie sind sie nämlich gewöhnt, dass man Mittel immer einzeln nimmt.

Anwender, die unabhängig von der Homöopathie zu den Schüsslersalzen gekommen sind, bevorzugen häufig die gemeinsame Einnahme der Mittel, weil man sie sich einfach merken kann.

> **Anwendung bei Kinder**

Schüsslersalze eignen sich sehr gut für die Anwendung bei Kindern, weil sie sanft wirken und gut schmecken.

Kinder brauchen je nach Alter und Größe deutlich weniger Schüsslersalze-Tabletten als Erwachsene.

Die normale Dosis für ein Schulkind (bis etwa 12 Jahre) ist:

- 3 bis 4 mal täglich eine Tablette

Kinder nehmen bei akuten Beschwerden alle ein bis zwei Stunden eine Tablette.

Sobald sich das Befinden bessert, nehmen sie die normale Dosis ein.

> **Hochdosiert**

Wenn man davon ausgeht, dass die Behandlung durch Schüssler-Salze eine Substitutionstherapie darstellt, kann man die Tabletten auch hochdosiert einnehmen.

Manche Anwender nehmen bei dieser Anwendungsart jede Minute eine Tablette ein. So können über hundert Tabletten pro Tag zusammenkommen.

Allerdings sollte man sich bewusst machen, dass man nicht den gesamten Mineralstoffbedarf mithilfe von Schüsslersalzen decken kann. In der Potenz D6 braucht man 1 Tonne Tabletten, um ein Gramm des Mineralsalzes zu erhalten. 500 mg bis 1 Gramm Calcium braucht der Mensch jedoch jeden Tag.

➢ **Heißgetränk / Heiße 7**

Das Schüssler-Salz Nr. 7 (Magnesium Phosphoricum) wird als besonders intensive Anwendung gerne als "Heiße Sieben", auch "Heiße 7" genannt, zubereitet.

Die heiße Sieben ist eine Anwendung in heißem Wasser, die sehr schnell und stark wirkt.

Auch andere Schüssler-Salze können so angewendet werden, wie die heiße Sieben ("Analog zur heißen Sieben" oder "Heißgetränk"). Die Wirkung ist auch bei den anderen Mitteln dann besonders schnell und intensiv.

Heiße Sieben: So geht's:

- 10 Tabletten vom Schüssler-Salz Nr. 7 (Magnesium Phosphoricum) werden in eine Tasse gegeben.

- Dazu wird heißes Wasser gekippt.

- In wenigen Minuten lösen sich die Tabletten auf. Achtung! Zum Umrühren sollte man niemals einen Metalllöffel verwenden.

- Wenn sich die Tabletten aufgelöst haben, trinkt man die heiße Sieben in kleinen Schlucken.

➢ **Kaltgetränk**

Ähnlich wie bei der heißen Sieben kann man Schüsslersalze auch als Kaltgetränk anwenden.

Für eine einzelne Einnahme gibt man die aktuell gewünschte Tabletten-Dosis in ein Glas mit Wasser und wartet, bis sich die Tabletten aufgelöst haben. Dann trinkt man das Wasser in kleinen Schlucken.

Eine Alternative dazu ist die Tagesdosis in der Wasserflasche.

Dazu gibt man alle Tabletten, die man den Tag über einzunehmen will, in eine Flasche mit stillem Wasser, z.B. Leitungswasser oder Mineralwasser. Am besten eignet sich eine 1,5 Liter Flasche, weil sie eine gute Menge Wasser enthält. Das Auflösen der Tabletten kann man durch leichtes Schütteln der geschlossenen Flasche beschleunigen.

Dieses Schüssler-Kaltgetränk trinkt man über den Tag verteilt in kleinen Schlucken, entweder direkt aus der Flasche oder glasweise.

Der Vorteil der Einnahme als Kaltgetränk ist, dass die Schüsslersalze durch die gelöste Form vom Körper besonders gut aufgenommen werden können.

Außerdem sorgt man auf diese Weise, dass man genug Wasser trinkt.

> **Anwendung der Salben**

Die Salben kann man mehrmals täglich dünn auftragen oder einmassieren.

Wenn mehrere Salben geeignet scheinen, kann man sie auch abwechselnd anwenden.

Eine andere Möglichkeit ist es, die Salben in der Hand zu mischen. Dazu gibt man direkt vor der Anwendung einen kleinen Strang von jeder gewünschten Salbe auf die Handfläche. Die Salbenstränge vermischt man mit der anderen Hand. Dann trägt man die Salbenmischung auf die zu behandelnde Stelle auf.

> **Anwendung in Form von Umschlägen**

Alternativ kann man für eine besonders intensive Behandlung die Salbe messerrückendick auftragen und mit einem Baumwolltuch oder Verband bedecken.

Solch einen Verband lässt man am besten über Nacht einwirken oder den ganzen Tag.

Mindestens einmal am Tag sollte so ein Verband erneuert werden, wenn man ihn länger als eine einzelne Nacht anwenden will.

➢ **Tablettenbrei**

Wenn man keine Salbe zur Hand hat, kann man stattdessen einige Tabletten zu Pulver zerdrücken und mit etwas Wasser anrühren. Diesen Brei trägt man dann auf die zu behandelnde Stelle auf.

Ansonsten kann man damit so verfahren wie beim Salbenumschlag.

➢ **Badezusatz**

Für manche Einsatzzwecke sind auch Bade-Anwendungen mit Schüsslersalzen geeignet, z.B. Hautkrankheiten, Rekonvaleszenz.

Für ein Vollbad brauchen Sie bis zu 100 Schüßlersalz-Tabletten. Wenn Sie die homöopathische Potenz D3 verwenden, kommen Sie mit erheblich weniger Tabletten aus: ca. 1 bis 5 Tabletten.

Auf Wunsch können Sie auch andere Wirkstoffe hinzugeben, z.B. Heublumen-Auszüge, ätherische Öle, Lehm, Meersalz, Natron.

Die 12 Funktonsmittel

Die zwölf Funktionsmittel wurden von Dr. Schüßler selbst entwickelt.
Sie sind die Basis der Schüssler-Salze.
Diese zwölf Mittel beinhalten, in homöopathisch potenzierter Form, die zwölf Mineralsalze, die zu Dr. Schüßlers Lebzeiten schon als wichtige Bestandteile der menschlichen Zellen bekannt waren.
Die Funktionsmittel reichen im Wesentlichen aus, um alle Arten von Erkrankungen und Gesundheitsbeschwerden mithilfe von Schüsslersalzen zu behandeln. Die später entwickelten Ergänzungssalze dienen der ergänzenden Behandlung und Spezialzwecken.

Die zwölf Funktionsmittel werden häufig nur mit ihrer Nummer bezeichnet, daher ist es sinnvoll, sich die jeweiligen Nummern zu merken.

Die lateinisch klingenden Namen entsprechen den Bezeichnungen, die diese Schüsslersalze auch als homöopathische Mittel haben.

Hier eine Kurzübersicht über die zwölf Funktionsmittel:

Nummer	Name des Mittels	Einsatzgebiete
Nr. 1.	Calcium Fluoratum	Bindegewebe, Haut, Gelenke
Nr. 2.	Calcium Phosphoricum	Knochen und Zähne
Nr. 3.	Ferrum Phosphoricum	Immunsystem
Nr. 4.	Kalium Chloratum	Schleimhäute
Nr. 5.	Kalium Phosphoricum	Nerven
Nr. 6.	Kalium Sulfuricum	Stoffwechsel
Nr. 7.	Magnesium Phosphoricum	Muskeln
Nr. 8.	Natrium Chloratum	Flüssigkeitshaushalt
Nr. 9.	Natrium Phosphoricum	Stoffwechsel
Nr. 10.	Natrium Sulfuricum	Entschlackung
Nr. 11.	Silicea	Bindegewebe, Haut, Haare
Nr. 12.	Calcium Sulfuricum	Gelenke, Eiter

Nr. 1 Calcium Fluoratum

Das Schüssler-Salz Calcium Fluoratum ist in erster Linie ein Salz des Bindegewebes.

Auch die Knochen und Teile der Haut und Blutgefäße gehören zum Bindegewebe, weshalb Calcium Fluoratum für all diese Gewebe hilfreich wirken kann.

Das erklärt die vielfältigen Einsatzgebiete von Calcium Fluoratum.

Als Faustregel kann man an Calcium Fluoratum immer dann denken, wenn es um die Elastizität des Gewebes geht.

Überall wo sich Gewebe verhärtet, kann man überprüfen, ob Calcium Fluoratum geeignet ist. Das ist beispielsweise bei Narben der Fall oder bei Verhärtungen im Bewegungsapparat, die die Beweglichkeit einschränken.

Calcium Fluoratum hilft aber auch, wenn Gewebe zu weich geworden ist, beispielsweise bei schlaffen Venen, die zu Krampfadern führen oder bei Bandscheibenproblemen. Das Bindegewebe wird durch Calcium Fluoratum elastischer und kräftiger.

Dazu kann man Calcium Fluoratum innerlich einnehmen und ergänzend als Salbe auftragen. Die Salbe von Calcium Fluoratum ist besonders beliebt und vielseitig einsetzbar. Sie gehört in jede Schüssler-Hausapotheke.

Als Mineral ist Calcium Fluoratum als Flussspat bekannt.

In der Natur kommt Flussspat meistens verunreinigt und daher farbig vor.

Typisch sind die Farben grün, gelb, blau und violett für Flussspat.

Merke!

Nr. 1 Calcium Fluoratum ist das Salz des Bindegewebes.

Es macht Hartes weich und Weiches hart.

Calcium Fluoratum Steckbrief

Schüßlersalz	Calcium Fluoratum
Umgangssprachlich	Flussspat
Chemischer Name	Calciumfluorid
Beschaffenheit	Weißes Pulver oder farblose Kristalle
Regelpotenz	D12
Vorkommen im Körper	<ul><li>Knochen</li><li>Oberhaut</li><li>Sehnen</li><li>Zahnschmelz</li></ul>
Einsatzbereiche	<ul><li>Bindegewebe</li><li>Gelenke</li><li>Haut</li></ul>
Hauptanwendungen	<ul><li>Gelenkschmerzen</li><li>Hauterkrankungen</li><li>Krampfadern</li></ul>
Verschlimmerung	<ul><li>Feuchtes Wetter</li><li>Kälte</li></ul>
Verbesserung	<ul><li>Wärme</li></ul>
Antlitzanalyse	<ul><li>Viereckige Falten um die Augen</li><li>Gefächerte Falten unterhalb der Augen</li><li>Braun-schwarze Einfärbung um die Augen</li><li>Geplatzte Adern</li><li>Schuppen im Gesicht</li><li>Rissige Lippen, Mundwinkel, Hände,</li><li>Glänzende Haut</li></ul>
Sternzeichen	Wassermann
Planet	Uranus
Bachblüte	Clematis

Anwendungsgebiete für Nr. 1 Calcium Fluoratum

- Abwehrschwäche
- Akne
- Arteriosklerose
- Aufbaumittel
- Bandscheibenvorfall
- Belastungs-Inkontinenz
- Bindegewebsschwäche
- Bindehautentzündung
- Brustknoten
- Brüchige Fingernägel
- Brüchige Haare
- Bänderzerrung
- Entzündungen
- Falten
- Frostempfindlichkeit
- Gallensteine
- Gebärmuttersenkung
- Gewebsverhärtungen
- Giftstoffe-Abbau
- Glanzlose Haare
- Gutartiger Tumor
- Haarausfall
- Hallux valgus
- Haltungsschäden
- Hautrisse
- Herzschwäche
- Inkontinenz
- Kalte Füße
- Knochenerkrankungen
- Konzentrationsschwäche
- Magengeschwür
- Menstruationsbeschwerden
- Muskelzerrung
- Osteoporose
- PMS
- Parodontose
- Pickel

- Pusteln
- Rachenmandel-Vergrößerung
- Reflux
- Reizbarkeit
- Rissige Haut
- Runzeln
- Schlaffer Bauch
- Schlaffes Gewebe
- Schlaganfall
- Schwache Gelenke
- Schwangerschaft begleitend
- Schwangerschaftsstreifen
- Sehstörungen
- Spröde Fingernägel
- Stumpfe Haare
- Venenentzündung
- Verrenkung
- Verstauchung
- Wechseljahrsbeschwerden
- Wetterfühligkeit
- Wirbelsäulen-Probleme
- Zahnfleischschwund
- Zahnschmelz-Stärkung
- Zerrungen
- Zwölffingerdarmgeschwür
- Östrogen-Dominanz

Salben-Anwendungen

- Bandscheibenschäden
- Falten
- Gelenkschmerzen
- Gewebsverhärtungen
- Hautrisse, Hornhaut
- Hämorrhoiden
- Krampfadern
- Narbenbehandlung

Nr. 2 Calcium Phosphoricum

Calcium Phosphoricum ist das Mineralsalz, das am häufigsten im Körper vorkommt.

Es findet sich vor allem in den Knochen und bildet ihre harte Struktur.

Daher hilft Calcium Phosphoricum beim Wachstum. Auch gegen Osteoporose kann man Calcium Phosphoricum einsetzen.

Aber auch in allen anderen Zellen kommt Calcium Phosphoricum vor.

Als Schüssler-Salz kann man Calcium Phosphoricum gegen Infektanfälligkeit anwenden.

Es dient auch der Regeneration und dem Aufbau nach langwierigen Krankheiten.

Auch bei der Neigung zu Allergien kann man es mit Calcium Phosphoricum versuchen.

Außerdem kann Calcium Phosphoricum gegen Ekzeme helfen. Dazu verwendet man Calcium Phosphoricum am besten sowohl innerlich als auch in Form einer Salbe.

Wenn man eine Vorliebe für pikant gewürztes Essen, scharfe Chilis oder Lakritze hat, ist dies ein Hinweis darauf, dass man einen hohen Calcium Phosphoricum Bedarf hat.

Da der Körper sehr viel Kalzium und auch viel Phosphor braucht, reichen die Mengen in den Schüssler-Salzen nicht aus, um den Bedarf zu decken. Wichtig ist daher, dass man zusätzlich ausreichend Kalzium mit der Nahrung zu sich nimmt, beispielsweise in Milchprodukten, Bananen, Haselnüssen, Sojabohnen und Sprossen.

Merke!

Calcium Phosphoricum ist das Salz der Knochen.

Es hilft beim Aufbau der Zellen.

Calcium Phosphoricum Steckbrief

Schüßlersalz	Calcium Phosphoricum
Umgangssprachlich	
Chemischer Name	Calciumphosphat
Beschaffenheit	Weißes Pulver
Regelpotenz	D6
Vorkommen im Körper	<ul><li>Knochen</li><li>in allen Zellen</li></ul>
Einsatzbereiche	<ul><li>Knochen</li><li>Zähne</li></ul>
Hauptanwendungen	<ul><li>Durchblutungsstörungen</li><li>Regeneration</li><li>Rückenschmerzen</li></ul>
Verschlimmerung	<ul><li>Nachts</li><li>Ruhe</li></ul>
Verbesserung	
Antlitzanalyse	<ul><li>Wächserne Haut,</li><li>käsige Gesichtsfarbe,</li><li>weiß belegte Zunge,</li><li>übel riechender Atem,</li><li>weiße Nasen und Ohrmuscheln,</li><li>verschwitzte Haare,</li><li>raue Stimme</li></ul>
Sternzeichen	Steinbock
Planet	Saturn
Bachblüte	Centaury

Anwendungsgebiete für Nr. 2 Calcium Phosphoricum

- Abwehrschwäche
- Allergien
- Ausfluss
- Ausschlag
- Belastbarkeit
- Blutarmut, Blässe
- Brüchige Fingernägel
- Burn Out
- Ekzeme
- Erschöpfung
- Frostempfindlichkeit
- Gewebe-Straffung
- Giftstoffe-Abbau
- Glanzlose Haare
- Haltungsschäden
- Haut-Straffung
- Herzrasen
- Herzrhythmusstörungen
- Heuschnupfen
- Husten
- Konzentrationsschwäche
- Kopfschmerzen
- Kreuzschmerzen
- Lymphgefäßentzündung
- Menstruationsbeschwerden
- Milchallergie
- Morgensteifigkeit
- Mundgeruch
- Muskelkrämpfe
- Muskelschwäche
- Muskelzerrung
- Müdigkeit
- Nervosität
- Niedriger Blutdruck
- Nächtliches Aufwachen

- Operationsvorbereitung
- Osteoporose
- PMS
- Rachenmandel-Vergrößerung
- Reizbarkeit
- Rekonvaleszenz
- Schlaffes Gewebe
- Schlechte Zähne
- Schul-Kopfschmerzen
- Schulter-Verspannungen
- Schwangerschaft begleitend
- Schweißausbrüche
- Schwitzen
- Spannungs-Kopfschmerzen
- Starke Periodenblutung
- Stress
- Stumpfe Haare
- Unterleibs-Beschwerden
- Venenstauung
- Verspannungen
- Wachstumsschmerzen
- Wadenkrämpfe
- Wetterfühligkeit
- Wirbelsäulen-Probleme
- Zahnschmelz-Stärkung
- Ängste
- Östrogen-Dominanz

Salben-Anwendungen
- Ausschlag, Ekzeme
- Durchblutungsstörungen
- Hexenschuss, Ischias
- Morgensteifigkeit
- Muskelkrämpfe
- Verspannungen
- Wachstumsschmerzen
- Wadenkrämpfe

Nr. 3 Ferrum Phosphoricum

Das Schüssler-Salz Ferrum Phosphoricum ist immer dann angesagt, wenn ein Entzündungsvorgang frisch ist.

Dies ist bei frischen Verletzungen der Fall, aber auch in der ersten Phase von Infektionskrankheiten oder Entzündungen der inneren Organe, wie beispielsweise Magenschleimhautentzündung.

Typisch für Ferrum Phosphoricum ist ein schneller Beginn, eine gewisse Röte und Schwellung und Schmerzhaftigkeit.

Nach Blutungen kann Ferrum Phosphoricum helfen, das Blut wieder zu neu zu bilden.

Da die für Ferrum Phosphoricum typischen Beschwerden meistens akut und häufig relativ ernsthafter Natur sind, ist es wichtig einen Arzt aufzusuchen, wenn die gesundheitlichen Probleme schwerwiegend sind oder wenn man die Ursache nicht kennt.

Beispielsweise eine harmlose Erkältung kann man durchaus selbst behandeln, aber wenn man plötzlich Fieber bekommt und nicht weiß warum, sollte man unbedingt eine Arzt aufsuchen.

Ferrum Phosphoricum kann auch die Leistungsfähigkeit des Gehirns verbessern, weil das Gehirn mit mehr Sauerstoff versorgt wird, wenn der Eisenspiegel im Blut ausgewogen ist.

Durch seine Fähigkeiten bei Verletzungen kann Ferrum Phosphoricum auch gut als Salbe bei leichten Sport- und Freizeitverletzungen eingesetzt werden.

Ferrum Phosphoricum wurde früher als blauer Farbstoff in der Kunst eingesetzt. Die Tafelmalerei im Mittelalter verwendete Ferrum Phosphoricum häufig als sogenanntes Eisenblau.

Merke!

Nr. 3 Ferrum Phosphoricum ist das Erste-Hilfe Salz.

Es hilft besonders im 1. Entzündungsstadium.

Ferrum Phosphoricum Steckbrief

Schüßlersalz	Ferrum Phosphoricum
Umgangs-sprachlich	Blaueisenerz, Eisenblau, Vivianit, Kollophan
Chemischer Name	Eisenphosphat
Beschaffen-heit	Farblose bis schwarze Kristalle
Regelpotenz	D12
Vorkommen im Körper	• Alle Zellen • Hämoglobin der roten Blutkörperchen
Einsatzberei-che	• Entzündungen • Immunsystem
Hauptanwen-dungen	• Abwehrschwäche • Erkältung, Fieber
Verschlimme-rung	• Bewegung • Nachts, Wärme
Verbesserung	• Kühle • Ruhe
Antlitzanalyse	• Rötungen im Kopfbereich, • Blau-schwarzer Schatten an der Nasen-wurzel und unter den Augen(Ferrumschat-ten),
Besonderhei-ten	1. Entzündungs- Stadium
Sternzeichen	Widder
Planet	Mars
Bachblüte	Vervain

Anwendungsgebiete für Nr. 3 Ferrum Phosphoricum

- Abwehrschwäche
- Akne
- Angina
- Belastbarkeit
- Beruhigung
- Blasenentzündung
- Bluthochdruck
- Blutungen
- Blähungen
- Brechdurchfall
- Brüchige Fingernägel
- Burn Out
- Durchblutungsstörungen
- Durchfall
- Eisenmangel
- Empfindliche Haut
- Erbrechen
- Frostempfindlichkeit
- Frühjahrskur
- Fußpilz
- Gelenkrheumatismus
- Giftstoffe-Abbau
- Glanzlose Haare
- Grippe
- Hautpilz
- Heiserkeit
- Herd-Entzündungen
- Heuschnupfen
- Hitzewallungen
- Husten
- Händezittern
- Infektionskrankheiten
- Magenbeschwerden
- Mandelentzündung
- Mittelohrentzündung
- Muskelkater
- Müdigkeit
- Nervenentzündung

- Nesselsucht
- Niedriger Blutdruck
- Nierenbeckenentzündung
- Operationsvorbereitung
- Pickel, Pusteln
- Reflux
- Reisekrankheit
- Reizüberflutung
- Rheuma
- Rissige Haut
- Rückensteifigkeit
- Schmerzen
- Schnupfen
- Schwangerschaft begleitend
- Schwellungen
- Sonnenstich
- Ständiger Harndrang
- Unterleibs-Beschwerden
- Venenstauung
- Zahnfleischentzündung
- Zittern
- Zungenbrennen
- Übelkeit

Salben-Anwendungen

- Afterjucken
- Blaue Flecke
- Erste Hilfe
- Gelenkentzündung, Gicht
- Insektenstiche
- Leichte Verbrennungen
- Prellungen, Quetschungen
- Schmerzen
- Schwellungen
- Sonnenbrand
- Wunden
- Zerrungen

Nr. 4 Kalium Chloratum

Kalium Chloratum ist das geeignete Schüssler-Salz, wenn Entzündungen in das zweite Stadium eingetreten sind.

Die Entzündungen sind dann nicht mehr hochrot, sondern aber häufig weißlichen, zähen Schleim ab, beispielsweise als Schnupfen oder Husten-Auswurf.

Solche Entzündungen können sich überall im Körper abspielen, daher ist Kalium Chloratum für viele Arten von Entzündungen die richtige Wahl.

Außer den Entzündungen kann Kalium Chloratum auch gegen Heißhunger helfen, vor allem, wenn dieser Heißhunger durch das Trinken von Wasser gelindert wird.

Auch gegen unerwünschte Folgen von Impfungen oder Medikamenten-Einnahme kann man Kalium Chloratum versuchen. Äußerlich kann Kalium Chloratum gegen Besenreiser und Couperose helfen. Dazu kann man eine Salbe mit Kalium Chloratum verwenden und ergänzend Kalium Chloratum Tabletten einnehmen.

Die Verdauung von Milchprodukten und das Verkraften von starker elektromagnetischer Strahlung erhöhen den Bedarf an Kalium Chloratum.

Kaliumchlorid (Kalium Chloratum) ist nicht nur in allen Zellen des Körpers enthalten. Es wird auch für vielerlei sehr unterschiedliche Zwecke eingesetzt. In der Medizin wird es in verdünnt für physiologische Lösungen verwendet, in der Küche als Geschmacksverstärker. Die Landwirtschaft verwendet es als Dünger, im Winter dient es als Streusalz.

In hoher Dosierung gespritzt wird Kaliumchlorid zum tödlichen Gift. So zeigt Kaliumchlorid ganz deutlich, dass es allein die Dosis ist, die eine Substanz zum Gift oder zum Heilmittel macht.

Merke!

Nr. 4 Kalium Chloratum ist das Salz der Schleimhäute.

Es hilft besonders im 2. Entzündungsstadium.

Kalium Chloratum Steckbrief

Schüßlersalz	Kalium Chloratum
Umgangssprachlich	Sylvin
Chemischer Name	Kaliumchlorid
Beschaffenheit	Farblose Kristalle oder weißes Pulver
Regelpotenz	D6
Vorkommen im Körper	• Alle Zellen • rote Blutkörperchen
Einsatzbereiche	• Schleimhäute
Hauptanwendungen	• Halsentzündung • Schnupfen • Übergewicht
Verschlimmerung	• Bewegung • fette und gewürzte Nahrung
Verbesserung	• Wärme
Antlitzanalyse	• Milchige Haut, • blau-weiße Hautfarbe, • Käsige Haut, • Fadenziehender Speichel, • Geschwollene Lymphknoten, • weiß belegte Zunge, • Mehlige Hautschuppen, • verklebte Augen
Besonderheiten	2. Entzündungs- Stadium
Sternzeichen	Krebs
Planet	Mond
Bachblüte	Rock Rose

Anwendungsgebiete für Nr. 4 Kalium Chloratum

- Angina
- Asthma, Atemnot
- Augenentzündung
- Ausleitung
- Blasenentzündung
- Bronchitis
- COPD, Chronische Bronchitis
- Candida
- Darmentzündung
- Eierstockentzündung
- Entzündungen
- Fettsucht
- Fibromyalgie
- Fußpilz
- Gelenkentzündung
- Gicht
- Giftstoffe-Abbau
- Halsschmerzen
- Hautausschlag
- Hautpilz
- Heiserkeit
- Heißhunger
- Herpes
- Heuschnupfen
- Husten
- Hämorrhoiden
- Impffolgen
- Kehlkopfentzündung
- Kopfschuppen
- Krampfadern
- Kreislaufschwäche
- Lymphknotenschwellungen
- Mandelentzündung
- Milchschorf
- Mittelohrentzündung
- Myom
- Nebenhöhlenentzündung

- Neurodermitis
- Nierenbeckenentzündung
- Ohrenschmalz
- Ohrenschmerzen
- Operationsvorbereitung
- Pickel
- Prostatabeschwerden
- Pseudo-Krupp
- Psoriasis
- Rachenmandel-Vergrößerung
- Rheuma
- Schlaganfall
- Schuppenflechte
- Schwerhörigkeit
- Sehnenscheidenentzündung
- Thrombose
- Warzen
- Weißfluss
- Wucherungen
- Zahnfleischentzündung
- Zyste

Salben-Anwendungen

- Besenreiser, Couperose
- Hautausschlag
- Hautgrieß
- Herpes
- Hämorrhoiden
- Hühneraugen
- Kniegelenksentzündung
- Krampfadern
- Lymphknotenschwellungen
- Neurodermitis
- Psoriasis
- Schleimbeutelentzündung
- Sehnenscheidenentzündung
- Verwachsungen
- Warzen

Nr. 5 Kalium Phosphoricum

Kalium Phosphoricum wird hauptsächlich bei Problemen der Nerven und der Muskeln verwendet. Das Einsatzfeld reicht von Nervosität über Melancholie bis zu Schlafbeschwerden. Sogar bei Lernunlust von Schülern kann man Kalium Phosphoricum versuchen.

Das Schüssler-Salz Kalium Phosphoricum wäre auch das passende Mittel gegen Gedächtnisstörungen. Auch Probleme anderer Organe können, wenn sie nervlich bedingt sind, durch Kalium Phosphoricum gelindert werden, beispielsweise nervöse Herzbeschwerden.

Bei hohem Fieber ab 38,5°C kann man auch mit Kalium Phosphoricum zur Linderung beitragen. Bei so hohem Fieber ist es jedoch wichtig, einen Arzt zu Rate zu ziehen. Kalium Phosphoricum kann hier nur begleitend eingesetzt werden.

Als Faustregel kann man immer an Kalium Phosphoricum denken, wenn es zu übel riechenden und fauligen Ausscheidungen oder Absonderungen kommt. In diesen Fällen kann man Kalium Phosphoricum sowohl als Salbe als auch innerlich anwenden.

Als Salbe eignet sich Kalium Phosphoricum zur Behandlung von Wunden, die nicht heilen wollen und Geschwüren.

Auch gegen Probleme des Bewegungsapparates, die durch Überlastung entstanden sind, wie beispielsweise einen Tennisarm kann man Kalium Phosphoricum Salbe einsetzen.

Kaliumphosphat wird häufig in Waschmitteln verwendet. Auch als Dünger wird es benutzt.

Merke!

Nr. 5 Kalium Phosphoricum ist das Salz der Nerven.

Es hilft bei nervlichen und seelischen Beschwerden.

Kalium Phosphoricum Steckbrief

Schüßlersalz	Kalium Phosphoricum
Umgangssprachlich	
Chemischer Name	Kaliumphosphat
Beschaffenheit	Weißes Pulver
Regelpotenz	D6
Vorkommen im Körper	• Blutflüssigkeit • Gehirn • Muskeln • Nerven
Einsatzbereiche	• Nerven
Hauptanwendungen	• Antriebsschwäche • Erschöpfung • Schlaflosigkeit
Verschlimmerung	• Anstrengung
Verbesserung	• Mäßige Bewegung
Antlitzanalyse	• Aschgraue Haut (vor allem am Kinn), • Graue Augenpartie, • Eingefallene Schläfen, • Abwesender Gesichtsausdruck, • Braun belegte, trockene Zunge, • Parodontose, Zahnfleischbluten, • Mundgeruch
Besonderheiten	
Sternzeichen	Waage
Planet	Venus
Bachblüte	Mimulus

Anwendungsgebiete für Nr. 5 Kalium Phosphoricum

- Abszesse
- Abwehrschwäche
- Angst
- Aufbaumittel
- Bluthochdruck
- Brechdurchfall
- Burn Out
- Depressionen
- Durchblutungsstörungen
- Durchfall
- Erbrechen
- Erkältung, Fieber
- Fußpilz
- Gastritis
- Gedächtnisschwäche
- Gehirnerschütterung
- Giftstoffe-Abbau
- Haarausfall
- Harnverhaltung
- Hautpilz
- Herzschwäche
- Inkontinenz
- Ischias
- Knorpel-Aufbau
- Kräfteverfall
- Körpergeruch
- Lärmempfindlichkeit
- Magen-Darm-Grippe
- Magengeschwür
- Magenschleimhautentzündung
- Mundgeruch
- Mundschleimhautentzündung
- Muskelschwäche
- Nervenentzündung
- Nervenschwäche
- Nervosität
- Nierenschwäche

- Nächtliches Aufwachen
- Phobien
- Platzangst
- Prostatabeschwerden
- Raue Haut
- Reflux
- Reizbarkeit
- Reizmagen
- Reizüberflutung
- Rekonvaleszenz
- Ruhebedürfnis
- Schlaganfall
- Schweißausbrüche
- Schwindel
- Schwitzen
- Stress
- Unterschenkelgeschwür
- Wetterfühligkeit
- Wundliegen
- Zahnfleischbluten
- Zahnfleischentzündung
- Zuckungen
- Zwölffingerdarmgeschwür
- Übelkeit

Salben-Anwendungen

- Dekubitus
- Durchblutungsstörungen
- Geschwüre
- Gesichtslähmung
- Ischias, Kreuzschmerzen
- Muskelkater
- Narben
- Neuralgien
- Quetschungen
- Rückenschmerzen
- Schlecht heilende Wunden
- Wundliegen

Nr. 6 Kalium Sulfuricum

Kalium Sulfuricum ist ein Mittel für das späte Stadium einer Entzündung. In dieser Phase sind Entzündungen häufig nicht mehr heiß und rot, stattdessen kommt es zu gelblichen, manchmal eitrigen Absonderungen.

Die Entzündungen in dieser Phase drohen chronisch zu werden, wenn es nicht gelingt, sie möglichst bald auszuheilen.

Passend zum späten Entzündungsstadium ist das Abschuppen der Haut, das häufig nach Kinderkrankheiten mit Ausschlägen stattfindet.

Damit diese Abschuppung mit möglichst wenig Juckreiz stattfinden kann, kann man das Schüssler-Salz Kalium Sulfuricum einsetzen. Im akuten Stadium von Kinderkrankheiten sollte man jedoch unbedingt einen Arzt zu Rate ziehen. Auch bei juckender Haut aus anderen Gründen kann man Kalium Sulfuricum versuchen.

Ein bemerkenswertes Phänomen bei Bedarf an Kalium Sulfuricum ist das starke Bedürfnis nach frischer Luft. Wenn dem Körper Kalium Sulfuricum fehlt, wird der Sauerstoff nicht ausreichend in den Zellen gebunden. Die Folge davon ist die starke Sehnsucht nach frischer Luft. Bekommt man die ersehnte Frischluft, bessern sich die Beschwerden.

Nr. 6 Kalium Sulfuricum wirkt bei verzögerten Heilungsprozessen als Heilungsbeschleuniger, weil es den Stoffwechsel anregt.

Äußerlich kann man Kalium Sulfuricum als Salbe, Creme oder Gel bei Nebenhöhlenentzündungen auf die betroffenen Gesichtspartien auftragen, z.B. Stirn, Wangen, unter den Augen. Kaliumsulfat wird als Kochsalzersatz in der Diätküche eingesetzt. Es dient auch als Dünger und wird in der Pharmaindustrie verwendet.

Merke!

Nr. 6 Kalium Sulfuricum ist ein Salz des Stoffwechsels.

Es hilft besonders im 3. Entzündungsstadium.

Kalium Sulfuricum Steckbrief

Schüßlersalz	Kalium Sulfuricum
Umgangssprachlich	Schwefelsaures Kalium
Chemischer Name	Kaliumsulfat
Beschaffenheit	Farbloses Pulver
Regelpotenz	D6
Vorkommen im Körper	• Haut • Schleimhäute
Einsatzbereiche	• Stoffwechsel
Hauptanwendungen	• Asthma • Ekzeme • Nebenhöhlenentzündung
Verschlimmerung	• Abend • geschlossene warme Räume
Verbesserung	• Kühle Luft
Antlitzanalyse	• Braun-gelbe Haut, • Dunkle Augenlider, • Gelblich um den Mund, • Sommersprossen, • Schuppen auf klebriger Basis, • Klebende Kopfschuppen, • Gelb und schleimig belegte Zunge
Besonderheiten	3. Entzündungs-Stadium
Sternzeichen	Jungfrau
Planet	Erde
Bachblüte	Chicory

Anwendungsgebiete für Nr. 6 Kalium Sulfuricum

- Abhängigkeit
- Abschuppung nach Kinderkrankheiten
- Abwehrschwäche
- Altersflecken
- Arthrose
- Atemnot
- Augenentzündung
- Ausleitung
- Beengungsgefühl
- Belastbarkeit
- Bindehautentzündung
- Blähungen
- Bronchitis
- COPD
- Chronische Bronchitis
- Chronische Mandelentzündung
- Chronische Nierenentzündung
- Chronische Ohrentzündung
- Darmentzündung
- Depressionen
- Diabetes
- Eiterungen
- Entgiftung
- Frühjahrskur
- Frühjahrsmüdigkeit
- Gelenkrheumatismus
- Gesichtsrose
- Gliederschmerzen
- Graue Haare
- Gürtelrose
- Haarschuppen
- Hautabschuppungen
- Hautauswüchse
- Hautjucken
- Hautwucherungen

- Herzrasen
- Heuschnupfen
- Juckreiz
- Kiefernhöhlenentzündung
- Kopfschuppen
- Muskelkater
- Muskelschwäche
- Oberbauchschmerzen
- Ohrenschmerzen
- Polyarthritis
- Reizblase
- Reizdarm
- Rheuma
- Schuppen
- Schwangerschaft begleitend
- Schweißausbrüche
- Schwindel
- Schwitzen
- Stirnhöhlenentzündung
- Unterleibs-Beschwerden
- Verkrampfung
- Völlegefühl
- Zuckerkrankheit

Salben-Anwendungen

- Arthrose
- Ekzeme
- Gelenkschmerzen
- Hautausschlag
- Juckreiz
- Muskelkater
- Nebenhöhlenentzündung
- Neurodermitis
- Oberbauchschmerzen
- Psoriasis

Nr. 7 Magnesium Phosphoricum

Magnesium Phosphoricum ist das Schmerzmittel unter den Schüssler-Salzen. Es wird gegen Schmerzen und Krämpfe eingenommen.

Magnesium Phosphoricum wird zur Intensivierung der Wirkung gern als sogenannte "Heiße Sieben" angewendet. Dazu werden zehn Tabletten von Magnesium Phosphoricum (Schüssler-Salz Nr. 7) in heißem Wasser aufgelöst und schluckweise getrunken.

Das Schüssler-Salz Magnesium Phosphoricum kann man vor allem bei Schmerzen anwenden, die krampfartig auftreten. Das sind beispielsweise Magenkrämpfe, Krampfhusten, Menstruationskrämpfe, Koliken, aber auch Migräne.

Bei Kindern, die unter quälenden Zahnungsbeschwerden leiden, kann man auch Magnesium Phosphoricum versuchen.

Auch bei Hexenschuss kann man Magnesium Phosphoricum einsetzen. Unabhängig von Schmerzen ist Magnesium Phosphoricum auch für die Behandlung von Arteriosklerose und Hämorrhoiden geeignet.

Als Salbe kann man Magnesium Phosphoricum auf schmerzende Körperpartien auftragen. Auch gegen quälenden Juckreiz kann Magnesium Phosphoricum helfen. Bei Migräne-Anfällen kann man Magnesium Phosphoricum auf Stirn, Schläfen und Nacken auftragen.

Auch bei Durchblutungsstörungen in Füßen und Händen kann man Magnesium Phosphoricum als Salbe einmassieren, sofern diese Durchblutungsstörungen durch Verkrampfungen der Gefäße bedingt sind.

Menschen, die viel Schokolade essen, haben einen besonders hohen Magnesium-Bedarf und brauchen daher oft Magnesium Phosphoricum.

Merke!

Nr. 7 Magnesium Phosphoricum ist das Salz der Muskeln.

Es hilft bei Schmerzen und Krämpfen.

Magnesium Phosphoricum Steckbrief

Schüßlersalz	Magnesium Phosphoricum
Umgangssprachlich	Phosphorsaures Magnesia
Chemischer Name	Magnesiumphosphat
Beschaffenheit	Weißes Pulver
Regelpotenz	D6
Vorkommen im Körper	<ul><li>Knochen</li><li>Leber</li><li>Muskeln</li><li>Nerven, Schilddrüse</li><li>rote Blutkörperchen</li></ul>
Einsatzbereiche	<ul><li>Muskeln</li></ul>
Hauptanwendungen	<ul><li>Krämpfe</li><li>Migräne</li><li>Schmerzen</li></ul>
Verschlimmerung	<ul><li>Kälte</li></ul>
Verbesserung	<ul><li>Wärme und Gegendruck</li></ul>
Antlitzanalyse	<ul><li>Rote runde Flecken auf den Wangen (immer oder zeitweilig),</li><li>Rote Flecken am Hals,</li><li>Ansonsten blasse Haut,</li><li>Zuckungen der Mundwinkel,</li><li>Zucken der Augenlider</li></ul>
Besonderheiten	Schmerzzustände
Sternzeichen	Stier
Planet	Venus
Bachblüte	Water-Violet

Anwendungsgebiete für Nr. 7. Magnesium Phosphoricum

- Altersjucken
- Arteriosklerose
- Asthma, Atemnot
- Aufbaumittel
- Bandscheibenvorfall
- Belastbarkeit
- Beruhigung
- Blasenschmerzen
- Bluthochdruck
- Blähungen
- COPD, Chronische Bronchitis
- Darmträgheit
- Depressionen
- Diabetes
- Entspannung
- Erschöpfung
- Essstörung
- Gallenkolik
- Gewebe-Straffung
- Hallux valgus
- Harnverhaltung
- Hautjucken
- Heißhunger nach Süßigkeiten
- Heuschnupfen
- Händezittern
- Koliken
- Kollaps
- Kopfschmerzen
- Krampfhusten
- Lichtempfindlichkeit
- Magenkrämpfe
- Nervenentzündung
- Neuralgien
- Nierenkolik
- Nierenschmerzen
- Ohrenschmerzen

- Periodenschmerzen
- Rauchentwöhnung
- Reisekrankheit
- Reizdarm
- Rotwerden
- Ruhebedürfnis
- Schlaffes Gewebe
- Schlaflosigkeit
- Schlaganfall
- Schluckauf
- Schmerzempfindlichkeit
- Schul-Kopfschmerzen
- Schulter-Verspannungen
- Schweißausbrüche
- Schwindel
- Schwitzen
- Stress
- Verspannungen
- Verstopfung
- Wechseljahrsbeschwerden
- Wetterfühligkeit
- Zittern
- Östrogen-Dominanz
- Übergewicht

Salben-Anwendungen

- Durchblutungsstörungen
- Hexenschuss, Ischias
- Hämorrhoiden
- Juckreiz
- Kopfschmerzen
- Nackenschmerzen
- Neuralgien
- Rotwerden
- Rückenschmerzen
- Schmerzen

Nr. 8 Natrium Chloratum

Natrium Chloratum ist ein anderer Name für das Kochsalz, das wir alle in unseren Speisen kennen. Im Körper spielt es eine entscheidende Rolle im Flüssigkeitshaushalt und so wird es auch als Schüssler-Salz angewandt.

Man kann Natrium Chloratum gegen hohen Blutdruck einsetzen und auch gegen Migräne, die oft mit Störungen der Blutgefäße im Gehirn einhergeht.

Auch zur Entgiftung und gegen Abmagerung, Blutarmut und Antriebsschwäche, kann man Natrium Chloratum verwenden. Es hilft außerdem gegen Entzündungen des Magens und auch gegen Sodbrennen, speziell, wenn es in der Speiseröhre nach oben brennt.

"Brennen" ist ein typischer Schlüsselbegriff für den Einsatz von Natrium Chloratum. Man kann Natrium Chloratum gegen brennende Ausschläge einsetzen und auch gegen Insektenstiche, Lippenbläschen oder leichte Verbrennungen der Haut.

In diesen Fällen kann man sowohl die Tabletten innerlich einnehmen als auch die Salbe äußerlich auftragen.

Passend zum Thema "Brennen" hat man bei erhöhtem Natrium Chloratum Bedarf meistens viel Durst, aber auch ein starkes Verlangen nach gesalzenen Speisen.

In der Ernährung spielt Kochsalz (Natrium Chloratum) eine besonders wichtige Rolle. Der Mensch braucht Kochsalz, um zu überleben, aber zu viel Kochsalz kann ihm auch schaden.

Merke!

Nr. 8 Natrium Chloratum ist das Salz des Flüssigkeitshaushalts.

Es hilft, wenn die Beschwerden "brennen".

Natrium Chloratum Steckbrief

Schüßlersalz	Natrium Chloratum
Umgangssprachlich	Kochsalz
Chemischer Name	Natriumchlorid
Beschaffenheit	Weißes Pulver
Regelpotenz	D6
Vorkommen im Körper	• Außerzelluläre Flüssigkeit • Knochen, Knorpel • Magen, Nieren
Einsatzbereiche	• Flüssigkeitshaushalt
Hauptanwendungen	• Diabetes • Rheuma • Trockene Haut
Verschlimmerung	• Morgens, Vormittags, feuchtkühles Wetter • geistige Anstrengung
Verbesserung	• Trockene, warme oder frische Luft
Antlitzanalyse	• Gelatine-Glanz auf dem Oberlid, • Helle Augenlider, • Große Poren, • Aufgeschwemmtes Gesicht, • Kopfschuppen, • Weiße Augenabsonderungen, • Klarer Zungenbelag und Speichelbläschen, • Ausschlag auf der Stirn, Trockene Haut
Besonderheiten	Brennen
Sternzeichen	Skorpion
Planet	Pluto
Bachblüte	Impatiens

Anwendungsgebiete für Nr. 8 Natrium Chloratum

- Abmagerung
- Allergien
- Amalgamvergiftung
- Antriebsschwäche
- Appetitlosigkeit
- Aufgeschwemmtheit
- Ausleitung
- Bindegewebsschwäche
- Blasenschmerzen
- Blutarmut
- Bluthochdruck
- Brennen beim Wasserlassen
- Cellulite
- Darmträgheit
- Durchfall
- Entgiftung
- Erbrechen
- Frühjahrsmüdigkeit
- Gelenkrheumatismus
- Geschwollene Füße
- Hautausschlag
- Heißhunger auf Salziges
- Herpes
- Heuschnupfen
- Hitzeprobleme
- Husten
- Insektenstiche
- Kalte Füße und Hände
- Kehlkopfentzündung
- Knorpel-Aufbau
- Kopfschmerzen
- Kopfschuppen
- Kälteempfindlichkeit
- Leichte Verbrennungen
- Magen-Darm-Grippe

- Magengeschwür
- Magenschleimhautentzündung
- Magensäuremangel
- Migräne
- Nebenhöhlenentzündung
- Nervenschwäche, Nervosität
- Nesselsucht
- Pubertätsprobleme
- Raue Haut
- Reisekrankheit
- Reizbarkeit
- Rissige Haut
- Schlaffes Gewebe
- Schnupfen
- Schwache Gelenke
- Schweißausbrüche, Schwitzen
- Sodbrennen
- Sonnenallergie, Sonnenstich
- Trockene Schleimhäute
- Verstopfung
- Wassereinlagerungen, Ödeme
- Zwölffingerdarmgeschwür
- Übelkeit

Salben-Anwendungen

- Afterjucken
- Akne
- Arthrose
- Gicht
- Hautausschlag
- Hämorrhoiden
- Insektenstiche
- Leichte Verbrennungen
- Mitesser
- Mundwinkelrhagaden
- Trockene Haut
- Trockene Nasenschleimhaut
- Unterschenkelgeschwür

Nr. 9 Natrium Phosphoricum

Natrium Phosphoricum ist das Schüssler-Salz des Stoffwechsels. Es kann helfen, wenn zu viel Säure im Körper zu Gesundheitsproblemen geführt hat.

Natrium Phosphoricum fördert die Umwandlung von Harnsäure in Harnstoff, was die Ausscheidung leichter macht. Dadurch kann Natrium Phosphoricum gegen Gicht helfen und auch gegen die Steinbildung in Niere und Blase.

Natrium Phosphoricum ist das wichtigste Mittel, wenn man eine Übersäuerung behandeln will. Es gleicht die überschüssige Säure aus. Somit wirkt Natrium Phosphoricum wie eine Art Säurepuffer.

Durch die entgiftende Wirkung von Natrium Phosphoricum können auch Probleme der Haut gelindert werden, speziell solche in Verbindung mit fettiger Haut, also Hautunreinheiten, Akne oder Mitesser.

Auch bei Neurodermitis kann man Natrium Phosphoricum versuchen, denn in manchen Fällen hängt Neurodermitis mit einem Zuviel an Harnsäure zusammen.

Außerdem können Probleme der Verdauungsorgane durch Natrium Phosphoricum gelindert werden.

Nr. 9 Natrium Phosphoricum ist auch ein wichtiges Mittel, wenn man abnehmen will, denn es hilft bei Ernährungsfehlern und Heißhunger, vor allem auf Süßigkeiten. Bei Heißhungerattacken kann man in kurzen Abständen einzelne Tabletten mit Nr. 9 Natrium Phosphoricum lutschen.

Natriumphosphat wird als Zusatz in manchen Waschmitteln verwendet. Auch als Kunstdünger wird es eingesetzt. Als Lebensmittelzusatz kommt Natriumphosphat unter anderem in Schmelzkäse vor.

Merke!

Nr. 9 Natrium Phosphoricum ist ein Salz des Stoffwechsel.

Es hilft bei Übersäuerung und Ernährungsfehlern.

Natrium Phosphoricum Steckbrief

Schüßlersalz	Natrium Phosphoricum
Umgangssprachlich	
Chemischer Name	Natriumphosphat
Beschaffenheit	Farbloses Pulver
Regelpotenz	D6
Vorkommen im Körper	<ul><li>Bindegewebe</li><li>Gehirn</li><li>Muskeln</li><li>Nerven</li><li>rote Blutkörperchen</li></ul>
Einsatzbereiche	<ul><li>Stoffwechsel</li></ul>
Hauptanwendungen	<ul><li>Erhöhte Blutfettwerte</li><li>Gicht</li><li>Übergewicht</li></ul>
Verschlimmerung	<ul><li>Bewegung</li><li>feuchtkaltes Wetter</li></ul>
Verbesserung	
Antlitzanalyse	<ul><li>Fettiger stumpfer Glanz auf der Stirn,</li><li>Fettige Nase, Große Hautporen,</li><li>Mitesser, Pickel,</li><li>Blasse Schleimhäute,</li><li>Hängende Wangen, Doppelkinn,</li></ul>
Besonderheiten	
Sternzeichen	Löwe
Planet	Sonne
Bachblüte	Gentian

Anwendungsgebiete für Nr. 9 Natrium Phosphoricum

- Angina
- Arteriosklerose
- Belastungs-Inkontinenz
- Bindehautentzündung
- Blasenentzündung
- Blähungen
- Brustknoten
- Cellulite
- Diabetes
- Eiterungen
- Essstörung
- Fette Haut
- Fettstoffwechselstörung
- Fettsucht
- Fibromyalgie
- Frühjahrsmüdigkeit
- Gallengrieß
- Gallensteine
- Gastritis
- Gelenkentzündung
- Gelenkrheumatismus
- Gerstenkorn
- Gürtelrose
- Harninkontinenz
- Heißhunger nach Süßigkeiten
- Hexenschuss
- Hohe Cholesterinwerte
- Inkontinenz
- Ischias
- Kiefernhöhlenentzündung
- Krampfadern
- Lymphknotenschwellungen
- Magenschleimhautentzündung
- Mandelentzündung
- Müdigkeit

- Nebenhöhlenentzündung
- Nervenentzündung
- Neurodermitis
- Nierensteine
- Orangenhaut
- Rachenentzündung
- Rauchentwöhnung
- Reflux
- Rheuma
- Saures Aufstoßen
- Schlecht heilende Wunden
- Schweißausbrüche
- Schwitzen
- Sodbrennen
- Stirnhöhlenentzündung
- Stoffwechselschwäche
- Venenentzündung
- Verdauungsbeschwerden
- Verdauungsschwäche
- Wundliegen
- Zuckerkrankheit
- Übersäuerung

Salben-Anwendungen

- Abszesse
- Akne, Mitesser
- Gicht
- Hautausschlag
- Hautunreinheiten
- Krampfadern
- Lymphknotenschwellungen
- Neurodermitis
- Orangenhaut
- Schlecht heilende Wunden
- Venenentzündung
- Windeldermatitis

Nr. 10 Natrium Sulfuricum

Natrium Sulfuricum ist im Körper vor allem in der Gewebeflüssigkeit enthalten. Daher dient es auch dem Abtransport von unerwünschten Stoffen und alten Zellen im Körper.

Mit dem Schüssler-Salz Natrium Sulfuricum kann man Gesundheitsbeschwerden behandeln, die durch zu viel Abfallstoffe im Körper entstanden sind.

In diesem Zusammenhang stehen auch Beschwerden, die durch Fehlernährung, Völlerei oder Alkoholmissbrauch hervorgerufen wurden.

Bei grüngelben Ausscheidungen sollte man an den Einsatz von Natrium Sulfuricum denken.

Natrium Sulfuricum kann gegen Schwäche der Verdauungs- und Ausscheidungsorgane helfen.

Man kann Natrium Sulfuricum auch gegen geschwollene Füße und Hände einsetzen, sofern diese mit ungesunder Lebensweise in Zusammenhang stehen.

Natrium Sulfuricum ist auch geeignet für Menschen, die viel frieren, sogar wenn sie im warmen Bett liegen. Auch bei reizbaren Menschen, die dennoch gleichgültig sind, sollte man an Natrium Sulfuricum denken.

Natriumsulfat (Natrium Sulfuricum) wird als Glaubersalz in der Medizin eingesetzt, um den Darm gründlich zu reinigen, denn es ist ein starkes Abführmittel. Im Rahmen von Fastenkuren ist Glaubersalz sehr beliebt.

Von der Industrie wird Natriumsulfat als Füllstoff in Waschmitteln verwendet. Da es sehr gut Wärme halten kann, wird es auch in Wärmespeichern eingesetzt.

Merke!

Nr. 10 Natrium Sulfuricum ist ein Salz der Ausscheidung.

Es hilft gegen Beschwerden durch ungesunde Lebensweise.

Natrium Sulfuricum Steckbrief

Schüßlersalz	Natrium Sulfuricum
Umgangssprach-lich	Glaubersalz
Chemischer Name	Natriumsulfat
Beschaffenheit	Farbloses Pulver
Regelpotenz	D6
Vorkommen im Körper	• Gewebeflüssigkeit
Einsatzbereiche	• Entschlackung
Hauptanwendun-gen	• Erkältung • Kopfschmerzen • Verdauungsschwäche
Verschlimme-rung	• Morgen • feuchte Umgebung und Wetter
Verbesserung	
Antlitzanalyse	• Grün-gelbe Gesichtsfarbe vor allem Stirn und Schläfen, • Bläuliche Röte an der Nase, • Bläuliche Röte vor den Ohren, • Rötungen am äußeren Augenwinkel, • Zunge wirkt schmutzig und grünlich
Besonderheiten	
Sternzeichen	Schütze
Planet	Jupiter
Bachblüte	Scleranthus

Anwendungsgebiete für Nr. 10 Natrium Sulfuricum

- Akne
- Aufgeschwemmtheit
- Ausleitung
- Blasenschwäche
- Brechdurchfall
- Cellulite
- Cluster-Kopfschmerz
- Darmträgheit
- Diabetes
- Durchfall
- Erbrechen
- Fettstoffwechselstörung
- Gallenschwäche
- Gallensteine
- Gehirnerschütterung
- Geschwollene Füße
- Geschwollene Hände
- Grippe
- Harninkontinenz
- Harnverhaltung
- Hautjucken
- Hautwucherungen
- Herd-Entzündungen
- Heuschnupfen
- Hohe Cholesterinwerte
- Hühneraugen
- Inkontinenz
- Juckreiz
- Knieschmerzen
- Kollaps
- Kopfschuppen
- Leberschwäche
- Lymphgefäßentzündung
- Magen-Darm-Grippe
- Neurodermitis
- Nierenbeckenentzündung
- Nierenschwäche

- Pickel
- Polyarthritis
- Psoriasis
- Pusteln
- Rheuma
- Schlecht heilende Wunden
- Schnupfen
- Schuppenflechte
- Schweißausbrüche
- Schwindel
- Schwitzen
- Sodbrennen
- Sonnenallergie
- Spröde Haare
- Stoffwechselschwäche
- Unterschenkelgeschwür
- Verdauungsbeschwerden
- Verstopfung
- Wassereinlagerungen
- Wucherungen
- Ödeme
- Übelkeit
- Übergewicht

Salben-Anwendungen

- Bläschen
- Eitriger Hautausschlag
- Geschwollene Füße und Hände
- Hühneraugen
- Juckreiz
- Lippen-Herpes
- Neurodermitis
- Nässende Ekzeme
- Psoriasis, Schuppenflechte
- Schlecht heilende Wunden
- Sonnenallergie
- Warzen

Nr. 11 Silicea

Silicea ist das Schüssler-Salz der Haut, der Haare, der Nägel und des Bindegewebes. Man kann Silicea zur Stärkung der Haare verwenden, und um eine schöne, elastische Haut zu bekommen.

Auch zur Verhinderung von Cellulite und Schwangerschaftsstreifen eignet sich Silicea.

So wie es die Beschaffenheit der Außenhaut fördert, kann Silicea auch zur Stärkung des Gewebes im Innern des Körpers eingesetzt werden. Gegen Krampfadern, Hämorrhoiden und Arteriosklerose kann man Silicea einnehmen.

Silicea stärkt auch die Zellen des Immunsystems und kann daher die Abwehrkräfte steigern. So hilft es sowohl gegen die Neigung zu Infektionskrankheiten als auch bei der Ausheilung bestehender Infektionen und Entzündungsprozesse.

Insgesamt wirkt Silicea wie eine Art Stütze und zwar sowohl innerlich als auch äußerlich. Es hilft daher gegen Müdigkeit und Erschöpfungszustände, aber auch gegen Unruhe.

Äußerlich kann man Silicea als Salbe gegen Falten, Orangenhaut, Schwangerschaftsstreifen, aber auch gegen blaue Flecken einreiben. Bei Säuglingen kann man es unterstützend gegen Nabelbruch verwenden.

In der Naturheilkunde wird Silicea gerne unter dem Namen Kieselerde eingesetzt. Die Einnahme von Kieselerde soll im Rahmen der Bindegewebsstärkung die Haare, Haut und Nägel stärken. Bei dieser Art der Anwendung wird die Kieselerde nahezu pur eingenommen und nicht homöopathisch potenziert wie bei den Schüssler-Salzen.

In der Industrie wird Silicea für vielfältige Zwecke eingesetzt.

Merke!

Nr. 11 Silicea ist ein Salz des Bindegewebes.

Es stärkt das Gewebe, verschönert Haut und Haar.

Silicea Steckbrief

Schüßlersalz	Silicea
Umgangssprachlich	Kieselerde
Chemischer Name	Kieselsäure
Beschaffenheit	Weißes Pulver
Regelpotenz	D12
Vorkommen im Körper	• Bindegewebe
Einsatzbereiche	• Bindegewebe • Haare • Haut
Hauptanwendungen	• Abwehrschwäche • Arteriosklerose • Bindegewebsschwäche
Verschlimmerung	• Bewegung, Kälte, Nachts
Verbesserung	• Wärme
Antlitzanalyse	• Glänzende Haut wie lackiert (Glasurglanz), • Wächsern gelbe oder blasse Hautfarbe, • Tiefliegende Augen, Schlupflider, • Lachfalten, Krähenfüße, • Kleinporige Haut, • Senkrechte Falten vor den Ohren, • Geheimratsecken, Trockene Nase
Besonderheiten	Bindegewebe-Stärkung
Sternzeichen	Zwilling
Planet	Merkur
Bachblüte	Cerato

Anwendungsgebiete für Nr. 11 Silicea

- Akne
- Alterserscheinungen
- Altersherz
- Anti Aging
- Augenentzündung
- Ausfluss
- Ausleitung
- Brennen beim Wasserlassen
- Bronchitis
- Brustknoten
- Brüchige Fingernägel und Haare
- Burn Out
- Depressionen
- Diabetes
- Erschöpfung
- Gallensteine
- Gebärmutterrückbildung nach der Geburt
- Gelenkrheumatismus
- Gewebe-Straffung
- Graue Haare
- Haar-Spliss
- Haarausfall
- Hallux valgus
- Haltungsschäden
- Haut-Straffung
- Hautausschlag
- Herzschwäche
- Hitzepickel
- Hornhaut
- Hämorrhoiden
- Inkontinenz
- Ischias
- Juckreiz
- Knieschmerzen
- Kopfschuppen
- Krampfadern
- Krähenfüße

- Lymphgefäßentzündung
- Lymphknotenschwellungen
- Müdigkeit
- Muskelzuckungen
- Nachtschweiß
- Nervenschwäche
- Nervosität, Ruhelosigkeit
- Reizüberflutung
- Rheuma
- Runzeln
- Schwache Gelenke
- Schwangerschaft begleitend
- Schwangerschaftsstreifen
- Schweißausbrüche
- Schwindel
- Schwitzen
- Stumpfe Haare
- Ständiger Harndrang
- Verrenkung
- Windeldermatitis
- Wirbelsäulen-Probleme

Salben-Anwendungen

- Afterjucken
- Bindegewebsschwäche
- Blutergüsse
- Eiterungen
- Falten
- Furunkel
- Gicht
- Hautschuppen
- Juckreiz
- Nagelbettentzündung
- Orangenhaut
- Schleimbeutelentzündung
- Schwangerschaftsstreifen
- Windeldermatitis

Nr. 12 Calcium Sulfuricum

Calcium Sulfuricum ist das Schüssler-Salz der Gelenke und des Knorpels. Auch Leber und Galle können durch Calcium Sulfuricum gestärkt werden.

In seiner Beziehung zu den Gelenken kann man Calcium Sulfuricum gegen Arthrose und rheumatische Gelenkentzündung verwenden.

Ein weiteres typisches Einsatzgebiet von Calcium Sulfuricum ist seine Fähigkeit, eitrige Prozesse zu lindern. Dadurch ist Calcium Sulfuricum ein geeignetes Mittel gegen eitrige Angina, Nebenhöhlenvereiterungen und eitrige Bronchitis. Bei diesen und anderen chronischen Entzündungsvorgängen ist Calcium Sulfuricum oft besonders wirkungsvoll.

Auch gegen Furunkel und andere Abszesse kann man Calcium Sulfuricum verwenden. Die Wirkung gegen Furunkel wird durch die Anwendung von Calcium Sulfuricum als Salbe verstärkt.

Calcium Sulfuricum kann man auch gegen rheumatisch bedingte Schmerzen einsetzen.

Eine Besonderheit des Mittels Nr. 12 Calcium Sulfuricum ist, dass Dr. Schüßler diesem Mittel zweifelnd gegenüberstand. Zuerst war es Teil der zwölf Funktionsmittel, dann hat er es aus der Liste wieder gestrichen. Doch letztlich hat sich Nr. 12 Calcium Sulfuricum als wichtiges Funktionsmittel der Schüsslersalze bewiesen.

Als Gips ist Calciumsulfat (Calcium Sulfuricum) in der Bauindustrie sehr verbreitet. Gips ist zwar nicht wasserfest, weshalb es vorwiegend im Innenbereich benutzt wird. Man kann es aber auch vor Feuchtigkeit schützen und dann auch außen einsetzen. In der Medizin findet Gips als Gipsverband bei Knochenbrüchen Verwendung.

Merke!

Nr. 12 Calcium Sulfuricum ist ein Salz der Gelenke.

Es hilft bei eitrigen Vorgängen im Körper.

Calcium Sulfuricum Steckbrief

Schüßlersalz	Calcium Sulfuricum
Umgangssprach-lich	Gips
Chemischer Name	Calciumsulfat
Beschaffenheit	Weißes Pulver
Regelpotenz	D6
Vorkommen im Körper	• Galle • Knorpel • Leber
Einsatzbereiche	• Gelenke
Hauptanwendun-gen	• Arthrose • Eiterungen • Rheuma
Verschlimmerung	• Wärme
Verbesserung	• Eisbehandlung
Antlitzanalyse	• Weiße alabasterartige Hautfärbung (wie Gips), • Wenig Zeichen im Gesicht zu erkennen, • Eventuell Altersflecken
Besonderheiten	Gelenk-Stärkung
Sternzeichen	Fische
Planet	Neptun
Bachblüte	Agrimony

Anwendungsgebiete für Nr. 12 Calcium Sulfuricum

- Abszesse
- Adipositas
- Akne
- Angina
- Arthrose
- Blasenentzündung
- Brennen beim Wasserlassen
- Bronchitis
- Brustentzündung
- Brüchige Fingernägel
- Brüchige Haare
- Chronische Bronchitis
- Ekzeme
- Fette Haut
- Fettsucht
- Furunkel
- Gedächtnisschwäche
- Gelenkrheumatismus
- Gicht
- Giftstoffe-Abbau
- Glanzlose Haare
- Grind
- Haar-Spliss
- Hallux valgus
- Harnbrennen
- Kater
- Kiefernhöhlenentzündung
- Knorpel-Aufbau
- Kontraktur
- Kopfekzem
- Kopfgrind
- Labilität
- Magengeschwür
- Mandelentzündung

- Milchschorf
- Milchstau
- Mittelohrentzündung
- Muskelrheuma
- Nasenlaufen
- Nebenhöhlenentzündung
- Nierenentzündung
- Ohrenekzem
- Pickel
- Prostatabeschwerden
- Prostatavergrößerung
- Pseudo-Krupp
- Pusteln
- Schlaflosigkeit
- Schnupfen
- Stirnhöhlenentzündung
- Stumpfe Haare
- Ständiger Harndrang
- Unfruchtbarkeit
- Vitalisierung
- Willensschwäche
- Wundsein
- Zwänge
- Zwölffingerdarmgeschwür
- Übergewicht

Salben-Anwendungen

- Abszesse
- Akne
- Arthrose
- Ekzeme
- Furunkel
- Gicht
- Milchschorf
- Pickel
- Rheumatische Schmerzen

Die 15 Ergänzungsmittel

Die Ergänzungsmittel der Schüssler-Salze wurden durch Schüler von Dr. Schüßler entdeckt und ihre Anwendungsgebiete erprobt und weiterentwickelt.

Je nach Autor gibt es 12 bis 15 Ergänzungsmittel. Sie werden jeweils erst dann anerkannt, wenn ihr Vorkommen im menschlichen Körper nachgewiesen ist.

Die Ergänzungssalze sind vor allem für spezielle Einsatzzwecke geeignet.

Die 15 Ergänzungsmittel		Wirkt vor allem auf:
Nr.13	Kalium Arsenicosum	Haut, Lebenskraft
Nr.14	Kalium Bromatum	Nervensystem, Haut
Nr.15	Kalium Jodatum	Schilddrüse
Nr.16	Lithium Chloratum	Rheumatische Erkrankungen, Nerven
Nr.17	Manganum Sulfuricum	Eisenhaushalt
Nr.18	Calcium Sulfuratum	Lebenskraft, Körpergewicht
Nr.19	Cuprum Arsenicosum	Verdauungssystem, Nieren
Nr.20	Kalium-Aluminium Sulfuricum	Verdauung, Nervensystem
Nr.21	Zincum Chloratum	Stoffwechsel, Gebärmutter, Nerven
Nr.22	Calcium Carbonicum	Lebenskraft, Anti Aging
Nr.23	Natrium Bicarbonicum	Entschlackung, Übersäuerung
Nr.24	Arsenum Jodatum	Haut, Allergien
Nr.25	Aurum Chloratum Natronatum	Tagesrhythmus, Weibliche Fortpflanzungsorgane
Nr.26	Selenium	Leber, Blutgefäße
Nr.27	Kalium Bichromicum	Blut, Zuckerstoffwechsel

Nr. 13 Kalium Arsenicosum

Kalium Arsenicosum besteht aus dem häufigen Mineral Kalium und dem giftigen Arsen. Das Arsen ist natürlich so niedrig dosiert, dass es nicht giftig, sondern heilend wirkt.

Das Ergänzungsmittel Kalium Arsenicosum steht vor allem in Verbindung mit der Haut und mit der Lebenskraft. Es kann die Folgen von Schilddrüsenüberfunktionen lindern und die erhöhten Stoffwechselprozesse verlangsamen.

Dadurch wirkt es Abmagerung entgegen, aber auch Unruhe, Nervosität und Schlaflosigkeit. Nervöse Herzbeschwerden und Herzrasen werden gelindert, sodass die angsterfüllten Herzprobleme nachlassen können.

Besonders wichtig ist auch die Wirkung von Kalium Arsenicosum auf die Haut. Quälender Juckreiz kann sowohl durch die innere Einnahme der Tabletten als auch durch äußerliche Anwendung ein selbst angerührten Salbe gemildert werden.

Auch Schuppenflechte und Ekzeme kann man mit Kalium Arsenicosum innerlich und äußerlich behandeln.

Steckbrief	
Chemische Bezeichnung	Kaliumarsenit
Typische Potenz	D6
Vorkommen im Körper	Haut, Haare, Leber, Niere, Schilddrüse, Gehirn
Einsatz-Bereich als Schüssler-Salz	Haut, Lebenskraft
Hauptanwendungen	• Hauterkrankungen • Menstruationsbeschwerden • Schwächezustände

73

Anwendungsgebiete für Nr. 13 Kalium Arsenicosum

- Abmagerung
- Afterjucken
- Altersjucken
- Anämie
- Arthritis
- Asthma
- Atemnot
- Aufgeschwemmtheit
- Ausdauer
- Auszehrung
- Bindehautentzündung
- Blasenkrämpfe
- Blutarmut
- Bronchialasthma
- Diarrhoe, Durchfall
- Ekzeme
- Entwicklungsverzögerung
- Entwöhnung
- Gastritis
- Geburt
- Gedächtnisschwäche
- Geschwollene Füße
- Gicht
- Harnverhaltung
- Hautrisse
- Heiserkeit
- Herzangst
- Herzinsuffizienz
- Herzklopfen
- Hexenschuss
- Ischias
- Juckreiz
- Kehlkopfentzündung
- Krämpfe
- Lymphknotenschwellungen
- Lähmungen

- Magenschleimhautentzündung
- Meteorismus
- Mundwinkelrhagaden
- Muskelkrämpfe
- Müdigkeit
- Nervosität
- Neuralgien
- Neurodermitis
- Panik-Attacken
- Periodenkrämpfe
- Psoriasis
- Rauchentwöhnung
- Reizbarkeit
- Reizhusten
- Rhagaden
- Rissige Haut
- Schilddrüsenprobleme
- Schilddrüsenunterfunktion
- Schlaflosigkeit
- Schmerzempfindliche Haare
- Schmerzempfindliche Haut
- Schmerzempfindliche Zähne
- Schmerzen
- Schuppenflechte
- Sonnen-Empfindlichkeit
- Sonnenallergie
- Stillen
- Suchtneigung
- Wassereinlagerungen
- Wundsein
- Ödeme

Salben-Anwendung:

- Ekzeme, Neurodermitis, Juckreiz
- Knochenentzündung, Knochenschmerzen
- Muskelkrämpfe
- Psoriasis, Schuppenflechte

Nr. 14 Kalium Bromatum

Das Ergänzungs-Salz Kalium Bromatum kommt im Körper vor allem in der Schilddrüse vor, aber nur in kleinen Mengen. Wenn man das Schüssler-Salz Kalium Bromatum braucht, dann neigt man sehr stark zu Nervosität und Unruhe.

Viele Beschwerden, die nervös bedingt sind, werden durch die Gabe von Kalium Bromatum gelindert, z.B. Schlaflosigkeit und Kopfschmerzen. Kalium Bromatum kann man einsetzen, wenn die Heiße Sieben (Nr. 7. Magnesium Phosphoricum) versagt.

Kalium Bromatum ist auch angesagt, wenn man unter Schilddrüsenstörungen leidet, vor allem bei Schilddrüsen-Überfunktion und deren Folgebeschwerden wie Unruhe, Bluthochdruck und Abmagerung.

Zudem hilft Kalium Bromatum gegen Entzündungen, vor allem der Schleimhäute.

Dadurch ist es zur Behandlung von Magenschleimhautentzündung geeignet und gegen Entzündungen der Atmungsorgane wie Stirnhöhlenentzündung, Entzündungen der eustachschen Röhren (Tubenkatarrh) und Bronchitis.

Durch seine beruhigende Wirkung zusammen mit der entzündungshemmenden Wirkung hilft Kalium Bromatum gegen nervös bedingten Reizhusten und Asthma.

Wenn man Kalium Bromatum verwendet, sollte man möglichst wenig Kochsalz essen, denn Kochsalz vermindert die Wirkung von Kalium Bromatum.

Steckbrief	
Chemische Bezeichnung	Kaliumbromid
Typische Potenz	D12
Vorkommen im Körper	Hormondrüsen
Einsatz-Bereich als Schüssler-Salz	Nervensystem, Entzündungen
Hauptanwendungen	• Neuralgien • Schlaflosigkeit

Anwendungsgebiete für Nr. 14 Kalium Bromatum

- Akne
- Angina
- Asthma
- Ausbleibende Periode
- Bettnässen
- Brechdurchfall
- Bronchialasthma
- Bronchitis
- Brustschwellung
- COPD
- Chronische Bronchitis
- Cluster-Kopfschmerz
- Depressionen
- Diarrhoe
- Durchfall
- Eierstockzysten
- Erbrechen
- Fette Haut
- Gastritis
- Gelbkörperhormon-Mangel
- Haarschuppen
- Hautausschlag
- Husten
- Kopfschmerzen
- Magenschleimhautentzündung
- Mandelentzündung
- Mastopathie
- Menstruationsbeschwerden
- Migräne
- Morbus Basedow
- Muskelzuckungen
- Müdigkeit
- Nervenentzündung
- Nervenschwäche
- Nächtliches Aufwachen

- Ohrenentzündung
- Otitis
- PMS
- PMS
- Pickel
- Progesteron-Mangel
- Prostatabeschwerden
- Prostatavergrößerung
- Psoriasis
- Pusteln
- Reisekrankheit
- Reizhusten
- Schilddrüsenprobleme
- Schilddrüsenunterfunktion
- Schilddrüsenüberfunktion
- Schlafstörungen
- Schleimhautentzündungen
- Schmerzempfindliche Haare
- Schmerzempfindliche Haut
- Schmerzempfindliche Zähne
- Schuppen
- Schuppenflechte
- Schwangerschafts-Übelkeit
- Sehstörungen
- Stirnhöhlenentzündung
- Unruhe
- Zahnungsschmerzen
- Zuckungen
- Östrogen-Dominanz
- Übelkeit

Salben-Anwendung

- Akne, Pickel, Hautausschlag
- Psoriasis, Schuppenflechte
- Schleimhautentzündungen

Nr. 15 Kalium Jodatum

Kalium Jodatum ist das Schilddrüsenmittel schlechthin. Es wird gegen alle Arten von Schilddrüsenstörungen eingesetzt, sei es eine Überfunktion, eine Unterfunktion oder ein Kropf. Kalium Jodatum wirkt nämlich regulierend auf die Schilddrüsenfunktion.

Besonders typisch für den Bedarf an Kalium Jodatum ist auch eine traurige Gemütsverfassung. Die Betroffenen sind oft weinerlich und neigen zu depressiven Verstimmungen.

Kalium Jodatum hat auch eine ausgeprägte Wirkung auf Überreaktionen der Nerven, beispielsweise bei Neuralgien wie Ischias oder Trigeminusneuralgie. Auch gegen Kopfschmerzen kann man Kalium Jodatum einsetzen.

Darüber hinaus wirkt Kalium Jodatum auch Entzündungen entgegen. Es hilft gegen Entzündungen des Verdauungsapparates, aber auch gegen Entzündungen im Bereich der Augen.

Typisch für Menschen, die Kalium Jodatum brauchen, ist ihr ständiges verkrampftes Räuspern, das durch ein Würgegefühl im Hals hervorgerufen wird.

Steckbrief	
Deutscher Name	Jodkalium
Chemische Bezeichnung	Kaliumjodid
Typische Potenz	D12
Vorkommen im Körper	Schilddrüse, Niere, Leber, Magen, Milz, Haut, Haare
Einsatz-Bereich als Schüssler-Salz	Stoffwechsel, Psyche
Hauptanwendungen	• Bluthochdruck • Niedergeschlagenheit • Schwäche

Anwendungsgebiete für Nr. 15 Kalium Jodatum

- Abgeschlagenheit
- Abwehrschwäche
- Akne
- Alterserscheinungen
- Appetitlosigkeit
- Arteriosklerose
- Aufgeschwemmtheit
- Bauchspeicheldrüsenschwäche
- Bindehautentzündung
- Bronchitis
- Cluster-Kopfschmerz
- Darmschleimhautentzündung
- Depressionen
- Dyspepsie
- Fette Haut
- Gastritis
- Gelenkentzündung
- Gelenkrheumatismus
- Geschwollene Füße
- Gicht
- Glatze
- Gleichgewichtsstörungen
- Haarausfall
- Haltungsschäden
- Harnsäure Überschuss
- Herzrhythmusstörungen
- Herzschwäche
- Hexenschuss
- Hyperhidrosis
- Hypertonie
- Immunsystem-Stärkung
- Ischias
- Kopfschmerzen
- Kropf
- Leberschwellung

- Lymphknotenschwellungen
- Magenschleimhautentzündung
- Morbus Hodgkin
- Nervosität
- Nervöse Herzbeschwerden
- Neuralgien
- Pankreas-Schwäche
- Pickel
- Pusteln
- Reizbarkeit
- Rheuma
- Schilddrüsenunterfunktion
- Schilddrüsenüberfunktion
- Schmerzempfindliche Haare
- Schmerzempfindliche Haut
- Schmerzempfindliche Zähne
- Schnupfen
- Schweißausbrüche
- Schweißhände
- Schwindel
- Schwitzen
- Trigeminusneuralgie
- Verdauungsbeschwerden
- Verdauungsschwäche
- Wassereinlagerungen
- Wundsein
- Ödeme

Salben-Anwendung:

- Akne, Pickel
- Gelenkentzündung, Knochenentzündung
- Hexenschuss, Ischias
- Trigeminusneuralgie

Nr. 16 Lithium Chloratum

Lithium Chloratum kommt nur in äußerst geringen Mengen im Körper vor.

Es dient in erster Linie der Ausscheidung von Abfall und Giftstoffen im Körper. Die Ausscheidung von Harnsäure und Harnstoff wird durch Lithium Chloratum gefördert.

Dadurch ist Lithium Chloratum in besonderer Weise für die Gichtbehandlung sinnvoll, denn bei Gicht handelt es sich um eine Störung des Harnsäure-Stoffwechsels.

Auch Steine und Grieß des Harnapparates kann man mit Lithium Chloratum behandeln, denn auch Harnsteine bestehen häufig aus Harnsäure und entstehen durch verminderte Ausscheidung der Harnsäure.

Man kann Lithium Chloratum außerdem gegen entzündliche Probleme der Harnorgane einsetzen.

Lithium Chloratum ist auch ein geeignetes Mittel für die Behandlung von nervös bedingte Herzbeschwerden wie Herzstiche, Herzflattern oder Herzklopfen.

Steckbrief	
Deutscher Name	Chlorlithium
Chemische Bezeichnung	Lithiumchlorid
Typische Potenz	D12
Vorkommen im Körper	Lunge
Einsatz-Bereich als Schüssler-Salz	Stoffwechsel, Ausscheidung
Hauptanwendungen	- Gicht
	- Missstimmung
	- Müdigkeits-Syndrom

Anwendungsgebiete für Nr. 16 Lithium Chloratum

- Abmagerung
- Abwehrschwäche
- Alterserscheinungen
- Arteriosklerose
- Augenschmerzen
- Bindehautentzündung
- Blasenentzündung
- Blasengrieß
- Blasensteine
- Bluthochdruck
- Blähungen
- Brennen beim Wasserlassen
- Ekzeme
- Entspannung
- Fibromyalgie
- Gallengrieß
- Gallenschwäche
- Gallensteine
- Gefühlsschwankungen
- Gelenkentzündung
- Haltungsschäden
- Harnbrennen
- Harnsteine
- Herzrhythmusstörungen
- Herzschwäche
- Hexenschuss
- Hypertonie
- Händezittern
- Immunsystem-Stärkung
- Konzentrationsschwäche
- Kopfschmerzen
- Labilität
- Lichtempfindlichkeit
- Magenkrämpfe
- Meteorismus

- Morbus Bechterew
- Müdigkeit
- Nabelkolik
- Nervöse Herzbeschwerden
- Neurodermitis
- Nierenbeckenentzündung
- Nierenentzündung
- Nierengrieß
- Nierengrieß
- Nierensteine
- Ohrenekzem
- Platzangst
- Reizüberflutung
- Rheuma
- Ruhelosigkeit
- Saures Aufstoßen
- Schnupfen
- Schul-Kopfschmerzen
- Sodbrennen
- Ständiger Harndrang
- Suchtneigung
- Weinerlichkeit
- Wirbelsäulen-Probleme
- Wirbelsäulen-Verkrümmung
- Zittern
- Zwänge

Salben-Anwendung:

- Neurodermitis, Ekzeme
- Gelenkentzündung, Hexenschuss
- Narbengewebe

Nr. 17 Manganum Sulfuricum

Manganum Sulfuricum enthält das lebenswichtige Spurenelement Mangan.

Als ergänzendes Schüssler-Salz wird Manganum Sulfuricum gerne zusammen mit Nr. 3. Ferrum Phosphoricum gegeben, beispielsweise um die Blutbildung zu unterstützen.

Auch zur Bildung von Knorpeln und Knochen dient die Gabe von Manganum Sulfuricum, weshalb man Manganum Sulfuricum gegen Osteoporose und Arthrose einsetzen kann.

Durch Manganum Sulfuricum sollen auch die Blutgefäße elastisch gehalten werden und gesundheitsschädliche Plaques an den Innenwänden der Blutgefäße abgebaut und verhindert werden. Dadurch kann man Manganum Sulfuricum gegen Arteriosklerose anwenden.

Manganum Sulfuricum wird auch häufig gegen die Folgen von Überarbeitung angewendet. Man kann Manganum Sulfuricum daher gegen Müdigkeit und Nervenschwäche einsetzen. Auch Sportler verwenden Manganum Sulfuricum gerne, um ihre Leistungsfähigkeit zu fördern. Außerdem soll Manganum Sulfuricum die Freisetzung von Histaminen senken, weshalb man Manganum Sulfuricum gegen Allergien verwenden kann.

Steckbrief	
Chemische Bezeichnung	Mangansulfat
Beschaffenheit	Weißer oder rosafarbener kristalliner Feststoff
Typische Potenz	D12
Vorkommen im Körper	Blut, Knorpel
Einsatz-Bereich als Schüssler-Salz	Blutbildung, Nervensystem, Stoffwechsel
Besonderheiten	Ergänzung zu Nr. 3
Hauptanwendungen	• Arthrose • Blutarmut • Osteoporose

Anwendungsgebiete für Nr. 17 Manganum Sulfuricum

- Allergien
- Alterserscheinungen
- Anämie
- Arteriosklerose
- Bindegewebsschwäche
- Bleiches Gesicht
- Blutungen, Blutverlust
- Bronchitis
- Brustschwellung
- Dammschnitt
- Darmentzündung
- Dauerstress
- Depressionen
- Diabetes
- Durchblutungsstörungen
- Eingeschlafene Füße
- Eingeschlafene Hände
- Ekzeme, Flechten
- Erkältung
- Gastritis
- Gedächtnisschwäche
- Gelenkschmerzen
- Gewebe-Straffung
- Gicht
- Gleichgewichtsstörungen
- Grippe
- Haarausfall, Haarschuppen
- Haut-Straffung, Hautrisse
- Heiserkeit
- Heuschnupfen
- Infektionen
- Knorpel-Aufbau
- Krampfadern
- Leberschwäche
- Magenschleimhautentzündung

- Mastopathie
- Menstruationsbeschwerden
- Morbus Meniere
- Muskelrheuma
- Muskelschmerzen
- Müdigkeit
- Nervenschwäche
- Neuralgien, Neurasthenie
- Niedriger Blutdruck
- Osteopenie
- PMS
- Psoriasis
- Rhagaden, Rissige Haut
- Rheuma
- Schmerzempfindlichkeit
- Schuppen
- Schuppenflechte
- Schwache Gelenke
- Schwerhörigkeit
- Schwindel
- Stress
- Thrombose
- Venenschwäche
- Venenstauung
- Wetterfühligkeit
- Zuckerkrankheit

Salben-Anwendungen:

- Arthrose, Gelenkschmerzen
- Ekzeme, Flechten, Psoriasis, Schuppenflechte
- Krampfadern, Venenschwäche
- Muskelschmerzen , Muskelzittern

Nr. 18 Calcium Sulfuratum

Das wichtigste Einsatzgebiet des Ergänzungssalzes Calcium Sulfuratum ist seine ausleitende Wirkung gegen Vergiftungen mit Schwermetallen, beispielsweise Amalgam.

Da viele Menschen immer noch Amalgam in den Zahnfüllungen haben, oder diese entfernen lassen, um ihre Gesundheit zu fördern, hat Calcium Sulfuratum eine wichtige Aufgabe zu erledigen.

Man kann es parallel zu einer Amalgamentfernung kurmäßig anwenden (3 mal täglich 2 bis 6 Tabletten).

Calcium Sulfuratum kann auch angesagt sein, wenn man bei gutem Appetit trotzdem abmagert.

In solchen Fällen sollte man seinen Gesundheitszustand jedoch unbedingt ärztlich abklären lassen, denn hinter einer Abmagerung bei reichlich Appetit kann eine ernste innere Erkrankung stecken.

Auch Erschöpfung, Neuralgien und rheumatische Beschwerden können Symptome sein, die man durch Calcium Sulfuratum behandeln kann.

Äußerlich und innerlich angewandt kann Calcium Sulfuratum gegen schlecht heilende Wunden und Geschwüre helfen. Krampfadern und Hämorrhoiden sind weitere Einsatzgebiete von Calcium Sulfuratum.

Steckbrief	
Deutscher Name	Kalziumsulfid
Chemische Bezeichnung	Calciumsulfid
Beschaffenheit	Farblose Kristalle
Typische Potenz	D12
Vorkommen im Körper	Haut, Schleimhäute, Muskeln
Einsatz-Bereich als Schüssler-Salz	Entgiftung, Stoffwechsel
Hauptanwendungen	• Abmagerung • Amalgamvergiftung • Rheuma

Anwendungsgebiete für Nr. 18 Calcium Sulfuratum

- Afterbluten
- Ausleitung
- Bindegewebsschwäche
- Brustentzündung
- Brüchige Fingernägel
- Brüchige Haare
- Darmträgheit
- Dekubitus
- Druckgeschwür
- Durchblutungsstörungen
- Eingeschlafene Füße
- Eingeschlafene Hände
- Erschöpfung
- Furunkel
- Geschwüre
- Gewebe-Aufbau
- Gewebe-Straffung
- Gicht
- Glanzlose Haare
- Grind
- Haar-Spliss
- Haltungsschäden
- Haut-Eiterungen
- Haut-Straffung
- Hämorrhoiden
- Kater
- Kopfekzem
- Kopfgrind
- Krampfadern
- Krähenfüße
- Milchschorf
- Milchstau
- Muskellähmung
- Muskelrheuma
- Muskelzerrung

- Nackenschmerzen
- Nasenpolypen
- Neuralgien
- Nierenschmerzen
- Obstipation
- Ohrenschmalz
- Quecksilbervergiftung
- Schlaffes Gewebe
- Schlecht heilende Wunden
- Schulter-Verspannungen
- Schwache Gelenke
- Sonnen-Empfindlichkeit
- Sonnenallergie
- Spröde Fingernägel
- Spröde Haare
- Stumpfe Haare
- Thrombose
- Venenschwäche
- Venenstauung
- Verspannungen
- Verstopfung
- Willensschwäche
- Wundliegen
- Übersäuerung

Salben-Anwendung:

- Furunkel, Haut-Eiterungen
- Geschwüre, Milchschorf, Schlecht heilende Wunden
- Hämorrhoiden, Krampfadern, Venenschwäche
- Neuralgien

Nr. 19 Cuprum Arsenicosum

Das Ergänzungsmittel Cuprum Arsenicosum wird vor allem gegen Krämpfe aller Art eingesetzt.

Man kann Cuprum Arsenicosum beispielsweise gegen Wadenkrämpfe und andere Muskelkrämpfe anwenden. Auch gegen Periodenkrämpfe oder Koliken der Verdauungsorgane kann man Cuprum Arsenicosum verwenden. Cuprum Arsenicosum kann man auch gegen krampfartigen Husten und Asthma einsetzen.

Sogar als begleitende Behandlung von Epilepsie und kindlichen Fieberkrämpfen kann man Cuprum Arsenicosum anwenden. Bei diesen Erkrankungen sollte man jedoch den Arzt zu Rate ziehen und keinesfalls eigenmächtig bei Epilepsie einfach die ärztliche Medikation durch Schüssler-Salze ersetzen.

Auch die Anwendung von Cuprum Arsenicosum gegen Parasiten wie Bandwürmer, Spulwürmer und Madenwürmer sollte nicht als Ersatz einer ärztlichen Behandlung sondern ergänzend durchgeführt werden.

Cuprum Arsenicosum wird außerdem gerne zur Stärkung des Immunsystems eingesetzt.

Kupfer wirkt im menschlichen Körper als Gegenspieler des Eisens. Zur Regulierung des Eisenstoffwechsels, also auch der Blutbildung, sind gewisse Kupfermengen notwendig, wenn auch nicht zu viel.

Mithilfe von Cuprum Arsenicosum kann man die Aufnahme von Kupfer durch den Körper regulieren.

Steckbrief	
Chemische Bezeichnung	Kupferarsenit
Typische Potenz	D12
Vorkommen im Körper	Leber, Galle
Einsatz-Bereich als Schüssler-Salz	Nervensystem, Haut, Verdauungsorgane
Hauptanwendungen	• Abwehrschwäche • Asthma • Schwermetallvergiftung

Anwendungsgebiete für Nr. 19 Cuprum Arsenicosum

- Atemnot
- Ausdauer
- Bindegewebsschwäche
- Blähungen
- Bronchitis
- Claudicatio Intermittens
- Colitis ulcerosa
- Darmkrämpfe
- Diarrhoe
- Durchfall
- Entwicklungsverzögerung
- Entwöhnung
- Epilepsie
- Falten
- Fibromyalgie
- Frieren
- Frostempfindlichkeit
- Furunkel
- Gallengrieß
- Gallenkolik
- Gallenschwäche
- Gallensteine
- Gewebe-Straffung
- Haut-Straffung
- Immunsystem-Stärkung
- Ischias
- Kalte Füße
- Kopfschmerzen
- Krampfadern
- Krähenfüße
- Krämpfe
- Kälteempfindlichkeit
- Magenkrämpfe
- Menstruationsbeschwerden
- Meteorismus
- Morbus Bechterew
- Morbus Crohn

- Muskelkrämpfe
- Nabelkolik
- Nervenkrämpfe
- Nervenschwäche
- Neuralgien
- Nierenschwäche
- Nächtliches Aufwachen
- Ohrensausen
- Pseudo-Krupp
- Reizbarkeit
- Reizdarm
- Restless Legs
- Roemheld-Syndrom
- Ruhebedürfnis
- Runzeln
- Schaufensterkrankheit
- Schlaffes Gewebe
- Schlaflosigkeit
- Schluckauf
- Schwache Gelenke
- Schwangerschafts-Übelkeit
- Tinnitus
- Venenentzündung
- Wadenkrämpfe
- Weinerlichkeit
- Wirbelsäulen-Probleme
- Wirbelsäulen-Verkrümmung

Salben-Anwendung

- Furunkel,
- Karbunkel
- Krampfadern,
- Venenentzündung
- Muskelkrämpfe, Wadenkrämpfe, Restless Legs, Ischias

Nr. 20 Kalium aluminium Sulfuricum

Das Ergänzungssalz Kalium aluminium Sulfuricum wirkt vor allem entkrampfend auf die Muskulatur der inneren Organe.

Daher kann man es gegen Krämpfe des Verdauungsapparates und der Atmungsorgane einsetzen. Kalium aluminium Sulfuricum hilft gegen Reizhusten und Krampfhusten. Man kann es auch gegen trockene Haut und Schleimhäute verwenden. Dadurch ergibt sich ein umfangreiches Einsatzspektrum, denn Kalium aluminium Sulfuricum eignet sich dadurch zur Behandlung von Altershaut aber auch zur Linderung von Neurodermitis und anderen Ekzemen, die mit trockener Haut einhergehen.

Die Wirkung gegen trockene Schleimhäute wird auch bei der Wirkung von Kalium aluminium Sulfuricum gegen Verstopfung deutlich. Vor allem ältere Menschen leiden häufig aufgrund von Flüssigkeitsmangel unter Verstopfung. Da Kalium aluminium Sulfuricum den Flüssigkeitshaushalt reguliert, hilft es auch gegen Verstopfung.

Zudem soll Kalium aluminium Sulfuricum gegen Entzündungen der Gelenke helfen, speziell gegen entzündliche Schwellungen der Knie.

Die Substanz Alaun, aus der Kalium aluminium Sulfuricum hergestellt wird, wird übrigens im Alltag für Deostifte verwendet, weil es eine starke antibakterielle Wirkung hat.

Steckbrief	
Deutscher Name	Alaun
Chemische Bezeichnung	Kalium-Aluminiumsulfat
Beschaffenheit	Weißes Pulver oder Kristalle
Typische Potenz	D12
Einsatz-Bereich	Haut, Muskeln
Besonderheiten	Kalium aluminium Sulfuricum kann metallisch schmecken.
Hauptanwendungen	• Blähungen • Reizhusten • Trockene Schleimhäute

Anwendungsgebiete für Nr. 20 Kalium aluminium Sulfuricum

- Altersjucken
- Ausfluss
- Bauchspeicheldrüsenschwäche
- Bettnässen
- Blasenschmerzen
- Blasenschwäche
- Bänderschwäche
- Bänderzerrung
- COPD
- Chronische Bronchitis
- Darmträgheit
- Ekzeme
- Ernährungsfehler
- Erschöpfung
- Gastritis
- Gelenkschmerzen
- Gewebe-Schwund
- Giftstoffe-Abbau
- Gleichgewichtsstörungen
- Hautjucken
- Hitzepickel
- Husten
- Hypotonie
- Hängebrüste
- Juckreiz
- Kollaps
- Kopfschmerzen
- Krampfhusten
- Magenkrämpfe
- Magenschleimhautentzündung
- Meteorismus
- Morbus Hodgkin
- Muskellähmung
- Muskelrheuma

- Muskelzerrung
- Müdigkeit
- Nabelkolik
- Nachtschweiß
- Nackenschmerzen
- Nasenpolypen
- Nebenhöhlenentzündung
- Neurodermitis
- Niedriger Blutdruck
- Obstipation
- Ohrenschmalz
- Pankreas-Schwäche
- Raue Haut
- Reizdarm
- Reizmagen
- Roemheld-Syndrom
- Schleimhaut-Atrophie
- Schulter-Verspannungen
- Schwindel
- Trockene Haut
- Verspannungen
- Verstopfung
- Willensschwäche
- Wundsein
- Zerrungen
- Zwänge

Salben-Anwendungen:

- Ekzeme, Juckreiz, Neurodermitis,
- Trockene Haut
- Trockene Schleimhäute
- Gelenkschmerzen, Knieentzündungen

Nr. 21 Zincum Chloratum

Zink ist ein wichtiges Spurenelement im Körper. Wenn man unter Zinkmangel leidet, kommt es zu Störungen des Immunsystems und Wunden heilen schlecht. Zink muss regelmäßig in der Nahrung enthalten sein, damit kein Mangel entsteht.

Das Ergänzungssalz Zincum Chloratum kann man anwenden, um den Körper zur Aufnahme von Zink zu ermuntern. Zincum Chloratum soll helfen, das Immunsystem zu stärken und dadurch die Anfälligkeit für Infektionen zu verringern.

Auch die Fähigkeit der Haut, Wunden zu heilen, soll durch die Gabe von Zincum Chloratum verbessert werden. Man kann es also anwenden, wenn man Wunden hat, die über einen längeren Zeitraum nicht heilen wollen.

Zincum Chloratum ist auch zur Behandlung von Schleimhautentzündungen aller Art geeignet, beispielsweise bei Infektionen der Atemwege.

Außerdem kann man Zincum Chloratum bei Problemen des Nervensystems einsetzen. So soll es gegen Kopfschmerzen, Nervenschwäche und Stimmungsschwankungen helfen.

Steckbrief	
Chemische Bezeichnung	Zinkchlorid
Typische Potenz	D12
Vorkommen im Körper	Zellen, Immunsystem
Einsatz-Bereich als Schüssler-Salz	Immunsystem, Stoffwechsel, Wundheilung
Hauptanwendungen	• Abwehrschwäche • Nervenschwäche • Unfruchtbarkeit

Anwendungsgebiete für Nr. 21 Zincum Chloratum

- Akne
- Alterserscheinungen
- Altersjucken
- Asthma
- Augenentzündung
- Bauchspeicheldrüsenschwäche
- Blasenentzündung
- Blasenkrämpfe
- Bleiches Gesicht
- Blutarmut
- Brennen beim Wasserlassen
- Bronchitis
- Brustentzündung
- COPD, Chronische Bronchitis
- Diabetes
- Dysmenorrhoe
- Fette Haut
- Fußpilz
- Gedächtnisschwäche
- Gehirnerschütterung
- Geräuschempfindlichkeit
- Gewebe-Aufbau
- Gleichgewichtsstörungen
- Gürtelrose
- Haarausfall
- Halsschmerzen
- Harnbrennen
- Harnverhaltung
- Hautjucken
- Hautmykose, Hautpilz
- Herpes
- Herzrhythmusstörungen
- Immunsystem-Stärkung
- Juckreiz
- Kopfschmerzen
- Kropf
- Krämpfe

- Lichtempfindlichkeit
- Magersucht
- Menstruationsbeschwerden
- Migräne
- Milchstau
- Mittelohrentzündung
- Morbus Meniere
- Muskelkrämpfe
- Nebenhöhlenentzündung
- Nervenentzündung
- Nervenkrämpfe
- Neurasthenie
- Nächtlicher Harndrang
- Pankreas-Schwäche
- Periodenschmerzen
- Pickel, Pusteln
- Pityriasis versicolor
- Pseudo-Krupp
- Reizdarm
- Restless Legs
- Schlaflosigkeit
- Schlaganfall
- Schlecht heilende Wunden
- Schnupfen
- Schwellungen
- Schwindel
- Schädel-Hirn-Trauma
- Seborrhoisches Ekzem
- Stimmungsschwankungen
- Wachstumsstörungen
- Wetterfühligkeit
- Zuckerstoffwechsel

Salben-Anwendungen:

- Akne, Pickel
- Herpes, Juckreiz
- Muskelkrämpfe
- Schlecht heilende Wunden

Nr. 22 Calcium Carbonicum

Calcium Carbonicum ist ein beliebtes Konstitutionsmittel in der Homöopathie. Der Einsatz von Calcium Carbonicum als Ergänzungssalz der Schüssler-Salze ist daher etwas ähnlich wie der homöopathische Einsatz.

Der Hauptunterschied liegt darin, dass eine homöopathische Konstitutionstherapie meistens mit hohen Potenzen und seltenen Mittelgaben durchgeführt wird.

Die Anwendung als Schüssler-Salz, vorwiegend in der Potenz D12, erfolgt bei mehrmals täglicher Einnahme des Mittels.

Typischerweise neigen Menschen, die Calcium Carbonicum brauchen, zu einem aufgequollenen Gesicht und geschwollenen Lymphknoten. Sie neigen auch zu Infektionskrankheiten, vor allem der Schleimhäute.

Sie sind also häufig erkältet, haben ständig eine Laufnase, Ohrenentzündungen oder Halsschmerzen. Auch die Verdauung ist häufig schwach ausgeprägt und die Haut neigt zu Entzündungen und Ekzemen.

Die Anwendung von Calcium Carbonicum ist besonders erfolgreich, wenn man es mit Nr. 11. Silicea kombiniert, weil Silicea die Aufnahme von Kalk fördert.

Steckbrief	
Deutscher Name	Kohlensaurer Kalk, Kreide, Calcit, Kalkstein, Marmor
Chemische Bezeichnung	Kalziumkarbonat, Calciumcarbonat
Beschaffenheit	Weißer Feststoff
Typische Potenz	D12
Vorkommen im Körper	Knochen, Lymphsystem
Einsatz-Bereich als Schüssler-Salz	Stoffwechsel, Haut
Hauptanwendungen	• Alterserscheinungen • Entwicklungsverzögerung • Übergewicht

Anwendungsgebiete für Nr. 22 Calcium Carbonicum

- Allergien
- Angst
- Appetitlosigkeit
- Arteriosklerose
- Brüchige Fingernägel
- Brüchige Haare
- Depressionen
- Dyspepsie
- Ekzeme
- Empfindliche Zahnhälse
- Erkältung
- Essstörung
- Fettsucht
- Flugangst
- Fußpilz
- Glanzlose Haare
- Grind
- Grippe
- Haar-Spliss
- Halsentzündung
- Halsschmerzen
- Hautpilz
- Hautausschlag
- Hautentzündungen
- Herzrasen, Herzschwäche
- Husten
- Kater
- Knochenwachstum
- Kopfekzem
- Kopfgrind
- Kopfschmerzen
- Leberschwäche
- Lymphgefäßentzündung
- Lymphknotenschwellungen
- Magenkrämpfe
- Magerkeit
- Migräne

- Milchschorf
- Mykose
- Müdigkeit
- Oberbauchschmerzen
- Ohrenentzündung
- Osteopenie
- Osteoporose
- Otitis
- Phlebitis
- Phobien
- Pityriasis versicolor
- Polypen
- Reizbarkeit
- Rundrücken
- Schlaflosigkeit
- Schnupfen
- Schwangerschaft begleitend
- Schweißausbrüche
- Schweißhände
- Schwitzen
- Seborrhoisches Ekzem
- Skoliose
- Spröde Fingernägel
- Spröde Haare
- Stress
- Stumpfe Haare
- Tachykardie
- Unruhe
- Verdauungsbeschwerden
- Verdauungsschwäche
- Zahnschmelz-Stärkung
- Zähneknirschen

Salben-Anwendungen:

- Ekzeme, Hautausschlag
- Lymphknotenschwellungen
- Milchschorf, Osteoporose
- Rundrücken, Skoliose

Nr. 23 Natrium Bicarbonicum

Das Ergänzungssalz Natrium Bicarbonicum wird vor allem zur Verbesserung der Stoffwechselvorgänge eingesetzt.

Natrium Bicarbonicum soll gegen Abwehrschwäche helfen und dadurch die Neigung zu Erkältungen verringern.

Wichtig ist auch das Thema "Ausscheidung" beim Einsatz von Natrium Bicarbonicum. Es geht um die Ausscheidung der sogenannten harnpflichtigen Substanzen über die Niere.

Die Arbeit der Bauchspeicheldrüse und ihrer Inselzellen wird angeregt. Daher kann man Natrium Bicarbonicum als ergänzende Behandlung bei Diabetes einsetzen.

Auch gegen Übergewicht kann man Natrium Bicarbonicum unterstützend zur Ernährungsumstellung anwenden.

Natrium Bicarbonicum ist im Handel unverdünnt als Speise-Natron erhältlich. Speise-Natron hat zahlreiche Einsatzmöglichkeiten, unter anderem wird es häufig gegen Sodbrennen verwendet.

Steckbrief	
Deutscher Name	Natron
Chemische Bezeichnung	Natriumbikarbonat
Beschaffenheit	Weißes Pulver
Typische Potenz	D12
Vorkommen im Körper	Leber
Einsatz-Bereich als Schüssler-Salz	Stoffwechsel, Ausscheidung
Hauptanwendungen	• Sodbrennen • Stoffwechselschwäche • Übersäuerung

Anwendungsgebiete für Nr. 23 Natrium Bicarbonicum

- Abwehrschwäche
- Albträume
- Bauchspeicheldrüsenschwäche
- Blasenschmerzen
- Brechdurchfall
- Cluster-Kopfschmerz
- Diabetes
- Diarrhoe
- Durchfall
- Ekzeme
- Erkältung
- Fettsucht
- Fibromyalgie
- Gallengrieß
- Gallenkolik
- Gallenschwäche
- Gallensteine
- Gicht
- Grippe
- Hautausschlag
- Hitzepickel
- Immunsystem-Stärkung
- Knieschmerzen
- Kopfschmerzen
- Magengeschwür
- Morbus Bechterew
- Nachtschweiß
- Oberbauchschmerzen
- Pankreas-Schwäche
- Polyarthritis
- Reizmagen
- Rheuma
- Saures Aufstoßen
- Schwangerschafts-Übelkeit

- Verkrampfung
- Vitalisierung
- Wirbelsäulen-Probleme
- Wirbelsäulen-Verkrümmung
- Zuckerkrankheit
- Zuckerstoffwechsel
- Zwölffingerdarmgeschwür
- Übergewicht

Salben-Anwendung:

- Ekzeme
- Neurodermitis
- Juckreiz
- Hautausschlag
- Hautentzündung
- Hautrötungen

Nr. 24 Arsenum Jodatum

Das Ergänzungssalz Arsenum Jodatum wird ähnlich eingesetzt wie Arsenum Jodatum oder Arsenicum album in der Homöopathie.

Der typische Mensch, für den Arsenum Jodatum geeignet scheint, ist mager, schwächlich und hat eingefallene Wangen. Aufgrund einer dauerhaften Erschöpfung hat er verschiedene gesundheitliche Probleme.

Typische Beschwerden sind Entzündungen der Atmungsorgane, Verdauungsbeschwerden und Hautentzündungen.

Häufig geht mit den anderen Arsenum Jodatum-Beschwerden auch eine Funktionsstörung der Schilddrüse einher.

Man kann Arsenum Jodatum außerdem gegen Wechseljahrsbeschwerden wie Hitzewallungen einsetzen.

Auch bei Nachtschweiß kann man Arsenum Jodatum versuchen.

Steckbrief	
Chemische Bezeichnung	Arsentrijodid
Typische Potenz	D12
Vorkommen im Körper	Lymphknoten, Haut, Lunge
Einsatz-Bereich als Schüssler-Salz	Stoffwechsel
Hauptanwendungen	• Akne
	• Allergien
	• Heuschnupfen

Anwendungsgebiete für Nr. 24 Arsenum Jodatum

- Abmagerung
- Asthma
- Ausdauer
- Bindehautentzündung
- Bronchialasthma
- Bronchitis
- Burn Out
- Darmentzündung
- Diarrhoe
- Durchfall
- Ekzeme
- Entspannung
- Entwicklungsverzögerung
- Entwöhnung
- Erschöpfung
- Fieber
- Fußpilz
- Gastritis
- Gelbkörperhormon-Mangel
- Hautausschlag
- Hautjucken
- Hautmykose
- Hautpilz
- Herzschwäche
- Hitzewallungen
- Husten
- Juckreiz
- Lärmempfindlichkeit
- Magenschleimhautentzündung
- Mittelohrentzündung
- Morbus Crohn
- Mykose
- Mückenstiche
- Nachtschweiß

- Nesselsucht
- Niesreiz
- PMS
- Pickel
- Pityriasis versicolor
- Progesteron-Mangel
- Prostatabeschwerden
- Prostatavergrößerung
- Pseudo-Krupp
- Pubertätsprobleme
- Pusteln
- Reizüberflutung
- Ruhebedürfnis
- Schilddrüsenüberfunktion
- Schnupfen
- Seborrhoisches Ekzem
- Sehnenscheidenentzündung
- Sodbrennen
- Urtikaria
- Wechseljahrsbeschwerden
- Östrogen-Dominanz

Salben-Anwendung:

- Akne
- Ekzeme
- Hautausschlag
- Juckreiz
- Pickel
- Sehnenscheidenentzündung

Nr. 25 Aurum Chloratum Natronatum

Das Ergänzungssalz Aurum Chloratum Natronatum wird für alle Arten von Rhythmen im menschlichen Körper eingesetzt.

Dieser Einsatzbereich auf Körper-Rhythmen leitet sich daraus ab, dass Aurum Chloratum Natronatum auf die Zirbeldrüse einwirkt. In der Zirbeldrüse wird das Hormon Melatonin gebildet, das den Wach- und Schlafrhythmus steuert. Aurum Chloratum Natronatum wird daher gegen Einschlafstörungen und Schlafwandeln angewendet.

Auch der weibliche Monatszyklus ist ein Rhythmus, der von Aurum Chloratum Natronatum beeinflusst werden soll.

Dadurch wird Aurum Chloratum Natronatum zu einem Mittel gegen allerlei Frauenprobleme. Man kann es gegen Eierstocks- und Gebärmuttererkrankungen anwenden. Bei schweren Erkrankungen begleitend und in Absprache zur ärztlichen Behandlung.

Aurum Chloratum Natronatum kann man auch versuchen, wenn bei der Gebärmutterhals-Vorsorgeuntersuchung schlechte sogenannte PAP-Werte festgestellt werden. In Rücksprache mit dem behandelnden Arzt kann man für einige Monate Aurum Chloratum Natronatum anwenden und dann wiederholt einen Abstrich machen, ob sich der PAP-Wert gebessert hat.

Steckbrief	
Deutscher Name	Gold-Salz
Chemische Bezeichnung	Gold-Natriumchlorid
Typische Potenz	D12
Vorkommen im Körper	Zirbeldrüse, Herz, Leber
Einsatz-Bereich als Schüssler-Salz	Rhythmusstörungen, Frauenkrankheiten
Besonderheiten	Körper-Rhythmen
Hauptanwendungen	• Herzschwäche • Menstruationsbeschwerden • Schlafstörungen

Anwendungsgebiete für Nr. 25 Aurum Chloratum Natronatum

- Arteriosklerose
- Atemnot
- Ausbleibende Periode
- Ausdauer
- Ausfluss
- Bluthochdruck
- Brustschwellung
- Cluster-Kopfschmerz
- Dysmenorrhoe
- Eierstockentzündung
- Eierstockzysten
- Endometriose
- Entwicklungsverzögerung
- Fette Haut
- Flugangst
- Gebärmutterentzündung
- Gebärmuttersenkung
- Gelbkörperhormon-Mangel
- Gelenkrheumatismus
- Gicht
- Glatze
- Gutartiger Tumor
- Haarausfall
- Harnsäure Überschuss
- Hautjucken
- Hautwucherungen
- Herzrhythmusstörungen
- Husten
- Hypertonie
- Jet-Lag
- Juckreiz
- Kopfschmerzen
- Mastopathie
- Myom

- Nächtliches Aufwachen
- PMS
- PMS
- Periodenschmerzen
- Phobien
- Progesteron-Mangel
- Prostatabeschwerden
- Prostatavergrößerung
- Pubertätsprobleme
- Rheuma
- Schlaflosigkeit
- Schlechte PAP-Werte
- Schmerzempfindlichkeit
- Schul-Kopfschmerzen
- Suchtneigung
- Unfruchtbarkeit
- Unterleibs-Beschwerden
- Warzen
- Wechseljahrsbeschwerden
- Wucherungen
- Ängste
- Östrogen-Dominanz
- Östrogen-Mangel
- Übersäuerung

Salben-Anwendung:

- Juckreiz
- Warzen

Nr. 26 Selenium

Das Ergänzungssalz Selenium ist eigentlich kein Salz sondern ein chemisches Element.

Nichtsdestotrotz ist das Element Selen für den menschlichen Körper ein wichtiges Spurenelement.

Es dient als Zellschutzmittel, denn es schützt die Körperzellen vor freien Radikalen und dadurch vor Zerstörung. Man kann daher von einer antioxidativen Wirkung sprechen.

Selen unterstützt die Leber bei ihrer entgiftenden Arbeit und fördert dadurch die Ausscheidung von Giftstoffen.

Das Schüssler-Salz Selenium fördert die Aufnahme des Elementes Selen aus der Nahrung und kann daher Selenmangel-Problemen vorbeugen und begegnen.

Man kann Selenium zur Krebsvorsorge einnehmen. Auch zur Raucherentwöhnung und für andere Entgiftungs-Maßnahmen eignet sich Selenium. Selenium kann man außerdem zur begleitenden Diabetes-Behandlung anwenden.

Da Selenium gegen Arteriosklerose wirken soll, kann man es auch vorbeugend gegen Thrombose verwenden. Gerne wird Selenium zur Verhinderung von Flugthrombosen eingesetzt.

Steckbrief	
Deutscher Name	Selen
Chemische Bezeichnung	Selen
Beschaffenheit	Graue, feste Kristalle
Typische Potenz	D12
Vorkommen im Körper	Leber
Einsatz-Bereich als Schüssler-Salz	Stoffwechsel, Zellschutz
Hauptanwendungen	• Erschöpfung • Leberschwäche • Leistungsfähigkeit

Anwendungsgebiete für Nr. 26 Selenium

- Abszesse
- Arteriosklerose
- Benommenheit
- Burn Out
- Dauerstress
- Diabetes
- Entspannung
- Graue Haare
- Herpes
- Knochenwachstum
- Kollaps
- Nervenschwäche
- Operationsvorbereitung
- Ruhebedürfnis
- Sehstörungen
- Stress
- Thrombose
- Wundsein
- Zuckerkrankheit
- Zuckerstoffwechsel

Salben-Anwendung:

- Herpes

Nr. 27 Kalium Bichromicum

Das Ergänzungssalz Kalium Bichromicum steht in Verbindung mit dem Fettstoffwechsel. Es hilft der Leber bei der Regulierung der körpereigenen Cholesterin-Produktion. Dadurch soll Kalium Bichromicum gegen erhöhte Cholesterinwerte wirken.

Außerdem wird es angewendet, um Körperfett in Muskeln zu verwandeln, vor allem in Verbindung mit Sport. Dadurch kann man Kalium Bichromicum gegen Übergewicht einsetzen. Die Wirkung gegen Übergewicht soll noch dadurch unterstützt werden, dass Kalium Bichromicum das Sättigungsgefühl verstärkt und so wie eine Essbremse wirkt.

Kalium Bichromicum wird außerdem in der Homöopathie und als Schüssler-Salz gegen Entzündungen der Schleimhäute eingesetzt, vor allem gegen Nebenhöhlenentzündungen.

Als wichtigstes Leitsymptom für den Einsatz von Kalium Bichromicum gilt, dass zähflüssiges Sekret vorhanden sein sollte. Eine solche Entzündung ist nicht mehr frisch, sondern schon in einem späteren Stadium.

Durch den Einsatz von Kalium Bichromicum, am besten in Kombination mit Nr. 4. Kalium Chloratum, löst sich der Schleim wieder und die Entzündung kann zurückgehen.

Steckbrief	
Deutscher Name	Doppeltchromsaures Kalium
Chemische Bezeichnung	Kaliumdichromat, Kaliumbichromat
Beschaffenheit	Orangerotes, kristallines Pulver
Typische Potenz	D12
Vorkommen im Körper	Leber
Einsatz-Bereich als Schüssler-Salz	Stoffwechsel, Blutgefäße
Hauptanwendungen	• Arteriosklerose • Diabetes • Übergewicht

Anwendungsgebiete für Nr. 27 Kalium Bichromicum

- Adipositas
- Aggressivität
- Anämie
- Bleiches Gesicht
- Blutarmut
- Blutverlust
- Bronchitis
- Brustknoten
- Dekubitus
- Druckgeschwür
- Erkältung
- Fettsucht
- Geruchsempfindlichkeit
- Geschwüre
- Giftstoffe-Abbau
- Graue Haare
- Grippe
- Halsentzündung
- Halsschmerzen
- Husten
- Lauf-Schnupfen
- Nasenlaufen
- Nebenhöhlenentzündung
- Schnupfen
- Wundliegen
- Zuckerkrankheit
- Zuckerstoffwechsel

Salben-Anwendung:

- Geschwüre
- Schlecht heilende Wunden

Ergänzungsmittel nach Joachim Broy

Der Heilpraktiker Joachim Broy hat im Rahmen seiner intensiven Arbeit mit Schüssler-Salzen zusätzliche sieben Mineralsalze entdeckt und ihre Wirkung als biochemische Heilmittel beschrieben.

Diese sieben Ergänzungssalze gehören noch nicht zu den offiziellen Ergänzungsmitteln.

Man kann sie jedoch genauso anwenden wie andere Schüssler-Salze.

Sie sind in Apotheken als homöopathische Tabletten in der Potenz D6 erhältlich. Allerdings bieten nicht alle Homöopathie-Hersteller alle sieben Mittel an. Gegebenenfalls muss man manche Mittel von anderen Herstellern beziehen, teilweise auch ausländischen, z.B. Österreich.

ÜBER JOACHIM BROY

Am 15. Juli 1921 wurde Joachim Broy in Breslau geboren.

Dort studierte er Biotechnik, bis der Krieg seinem Studium ein Ende setzte.

Nach dem Krieg ließ sich Joachim Broy in München nieder. Dort ließ er sich zum Heilpraktiker ausbilden.

Von Beginn an engagierte sich Joachim Broy intensiv im Landesverband Bayern des Fachverbandes Deutscher Heilpraktiker.

Da sich Joachim Broy besonders für die Biochemie nach Dr. Schüßler interessierte, gründete er einen Arbeitskreis für praktische Biochemie.

Den zwölf Schüssler-Salzen und den bisher bekannten 15 Ergänzungsmitteln fügte Joachim Broy weitere sieben Salze hinzu, die man wie die anderen Schüssler-Salze anwenden kann. Die Ergänzungs-Salze von Joachim Broy sind jedoch noch nicht in die Liste der offiziellen Ergänzungsmittel aufgenommen worden.

Zwischen 1960 und 1999 war Joachim Broy Lehrer an der Heilpraktiker-Fachschule München.

In zahlreichen Veröffentlichungen und Bücher über verschiedene Bereiche der Naturheilkunde stellt Joachim Broy sein Wissen und seine Erfahrung dem interessierten Leser zur Verfügung.

Am 23. Oktober 2003 starb Joachim Broy im Alter von 82 Jahren.

Natrium Fluoratum

Als Ergänzungsmittel der Schüssler-Salze in der Potenz D6 wird Natrium Fluoratum vor allem gegen Probleme im Verdauungsbereich angewendet.

Die unverdünnte kristalline Fluor-Natriumverbindung ist in größeren Mengen stark giftig.

In Kleinstmengen wird Natriumfluorid in Zahncremes, Kochsalz und im Trinkwasser eingesetzt, um den Zahnschmelz gegen Karies zu härten.

Steckbrief	
Deutscher Name	Fluornatrium
Chemische Bezeichnung	Natriumfluorid
Beschaffenheit	Weiße oder farblose Kristalle
Typische Potenz	D6
Vorkommen im Körper	Zähne
Einsatz-Bereich als Schüssler-Salz	Verdauung, Haut

Anwendungsgebiete

- Depression
- Verdauungsschwäche
- Obstipation
- Verstopfung
- Nackenschmerzen
- Juckreiz
- Fehlhaltungen des Kopfes
- Venenentzündung

Magnesium Fluoratum

Als Ergänzungsmittel der Schüssler-Salze in der Potenz D6 wird Magnesium Fluoratum besonders gerne bei Problemen der Wirbelsäule verwendet.

Man kann es aber auch gegen Leberprobleme und verschiedene Entzündungen einsetzen.

Das unverdünnte Magnesium-Salz Magnesiumfluorid wird vor allem in der Optik eingesetzt, weil es durch seine Transparenz einige interessante optische Eigenschaften hat.

Steckbrief	
Deutscher Name	Sellait
Chemische Bezeichnung	Magnesiumfluorid
Beschaffenheit	Farblose Kristalle
Typische Potenz	D6
Einsatz-Bereich als Schüssler-Salz	Bewegungsapparat

Anwendungsgebiete

- Bandscheibenbeschwerden
- Rückenschmerzen
- Nackenschmerzen
- Kreuzschmerzen
- Hexenschuss
- Ischias
- Fettleber
- Leberschwäche
- Herdinfektionen
- Hepatitis
- Sinusitis
- Nebenhöhlenentzündung
- Kropf
- Krampfadern

Calcium Chloratum

Als Ergänzungsmittel der Schüssler-Salze in der Potenz D6 wird Calcium Chloratum vor allem gegen Hautprobleme eingesetzt. Es wird außerdem gerne gegen Allergien und Nervenprobleme verwendet. Das unverdünnte Kalzium-Salz Kalziumchlorid wird häufig als Trocknungsmittel verwendet, weil es die Neigung hat, Wasser anzuziehen und zu binden. Weil es sich unter Zufuhr von Wasser erhitzt, wird es auch zur feuerlosen Erwärmung von Fertiggerichten (Outdoor-Nahrung) eingesetzt. In der Nahrungsmittelindustrie findet Kalziumchlorid als Geschmacksverstärker und Stabilisator Verwendung. Es hat dort das Kürzel E 509.

Steckbrief	
Deutscher Name	Kalziumchlorid
Chemische Bezeichnung	Calciumchlorid
Beschaffenheit	Weißes Pulver, farblose Kristalle
Typische Potenz	D6
Einsatz-Bereich als Schüssler-Salz	Haut, Nerven

Anwendungsgebiete

- Akne, Pickel
- Allergien
- Asthma
- Heuschnupfen
- Schilddrüsen-Überfunktion
- Blennorhoe, Augenentzündung, Bindehautentzündung
- Furunkel
- Impetigo, Hautentzündung
- Nervenschmerzen
- Neuralgien
- Ödeme
- Skrofulose
- Krämpfe
- Nesselsucht

Ferrum Sulfuricum

Als Ergänzungsmittel der Schüssler-Salze in der Potenz D6 wird Ferrum Sulfuricum gegen Blutarmut und Gerinnungsschwäche verwendet.

Außerdem kann man es gegen Inkontinenz einsetzen.

Das unverdünnte schwefelhaltige Salz Eisensulfat wird in der Industrie vor allem zur Abwasserreinigung eingesetzt. Dabei dient es vor allem der Entschwefelung und somit zur Geruchsbeseitigung.

Steckbrief	
Deutscher Name	Eisenvitriol, Melanterit
Chemische Bezeichnung	Eisenoxydulsulfat, Eisensulfat
Beschaffenheit	Weißer bis grünlicher Feststoff
Typische Potenz	D6
Einsatz-Bereich als Schüssler-Salz	Blut

Anwendungsgebiete

- Anämie
- Blutarmut
- Blutungsneigung
- Harninkontinenz
- Kongestion
- Blutandrang

Magnesium Chloratum

Als Ergänzungsmittel der Schüssler-Salze in der Potenz D6 wird Magnesium Chloratum gegen zahlreiche ganz verschiedene Gesundheitsbeschwerden angewendet.

Das Spektrum reicht von Heuschnupfen über Kopfschmerzen bis Blähungen.

Das unverdünnte Magnesium-Salz Magnesiumchlorid wird häufig als Streusalz verwendet. In der Lebensmittel-Industrie wird es unter der Nummer E 511 als Geschmacksverstärker eingesetzt.

Steckbrief	
Chemische Bezeichnung	Magnesiumchlorid
Beschaffenheit	Weiße Kristalle
Typische Potenz	D6
Einsatz-Bereich als Schüssler-Salz	Nervensystem, Verdauung

Anwendungsgebiete

- Hepatitis
- Heuschnupfen
- Herzrasen
- Kongestion
- Blutandrang
- Kopfschmerzen
- Blähungen
- Darmkolik
- Nervenschwäche
- Neuralgien
- Obstipation
- Verstopfung
- Juckreiz
- Stauungsgallenblase

Magnesium Sulfuricum

Als Ergänzungsmittel der Schüssler-Salze in der Potenz D6 wird Magnesium Sulfuricum gegen verschiedene Probleme der Gallenblase und bei Menstruationsbeschwerden verwendet.

Man kann es auch bei Schnupfen und Kopfschmerzen anwenden. Das bitter schmeckende unverdünnte Magnesium-Salz Magnesiumsulfat wird als Pflanzendünger und zur Trocknung von Substanzen eingesetzt.

In der Medizin findet es als Epsom-Salz oder Bittersalz als Abführmittel Verwendung.

Steckbrief	
Deutscher Name	Epsom-Salz
Chemische Bezeichnung	Magnesiumsulfat
Beschaffenheit	Weißes Pulver
Typische Potenz	D6
Einsatz-Bereich als Schüss-ler-Salz	Frauenbeschwerden, Ver-dauung

Anwendungsgebiete

- Periodenkrämpfe
- Dysmenorrhoe
- Menstruationsbeschwerden
- Fettintoleranz
- Fließschnupfen
- Gallenkolik
- Gallenschwäche
- Gallensteine
- Gastroenteritis
- Magen-Darm-Entzündung
- Kopfschmerzen
- Prostatabeschwerden

Schüssler-Salze Haus- und Reiseapotheke

Die Schüsslersalze eignen sich sehr gut als Basis für eine Hausapotheke. Da es nur zwölf Funktionsmittel gibt, die für die Behandlung nahezu aller Gesundheitsstörungen geeignet sind, ist man mit einer überschaubaren Anzahl Mittel rundum ausgestattet. Außer den Schüsslersalzen sollte man für alle Fälle noch andere Mittel in der Hausapotheke vorrätig halten. Hier ein Vorschlag für eine Hausapotheke, der nach individuellen Bedürfnissen ergänzt werden sollte.

- Schüsslersalze: Funktionsmittel 1-12 als Tabletten. Nr. 3 und Nr. 7 evtl. in einer größeren Menge.
- Schüsslersalz Nr. 3 Ferrum Phosphoricum als Globuli als Erste Hilfe zum Mitnehmen für unterwegs.
- Schüssler-Salben Nr. 1, Nr. 3 und Nr. 11, evtl. auch Nr. 7
- Schüssler-Nasenspray
- Hausmittel: Teebaum-Öl, Schwedenkräuter, Propolis-Tinktur, Kamillen-Tinktur, Kamillen-Tee, Japanisches Heilpflanzenöl
- Rezeptfreie Schmerztabletten, Kohle-Tabletten
- Fieber-Thermometer
- Wund-Desinfektion
- Pflaster in verschiedenen Größen
- Sterile Kompressen als Wundauflage
- Mullbinden, Elastische Binden
- Wärmflasche, Gel-Kompressen
- Baumwolltücher für Umschläge

Für die Reiseapotheke eignen sich Schüsslersalze als Globuli, weil diese weniger Platz einnehmen als die Schüsslersalz-Tabletten. Die Schüssler-Salbe Nr. 3 Ferrum Phosphoricum eignet sich als Erste-Hilfe-Salbe. Außerdem braucht man für unterwegs je nach Reiseziel und Reisenden Schmerztabletten, Kohletabletten, Pflaster und Verbandmaterial.

Tipps zum Erwerb

Schüsslersalze sind in der Bundesrepublik Deutschland, Österreich und der Schweiz rezeptfrei aber apothekenpflichtig.

Das bedeutet, dass man Schüsslersalze nur in Apotheken kaufen oder bestellen kann. In Drogerien und im Lebensmittelhandel dürfen Schüsslersalze nicht angeboten werden.

Durch die Apothekenpflicht wird eine zuverlässige Qualität der Schüsslersalze gewährleistet.

Hinzu kommt, dass Schüsslersalze nach den Vorschriften des Homöopathischen Arzneibuches (HAB) hergestellt werden müssen. Diese Pflicht sorgt ihrerseits für eine gewisse Qualität der biochemischen Mittel (Schüsslersalze).

Normale Apotheken und Online-Apotheken

Im Rahmen der Apothekenpflicht kann man die Schüsslersalze sowohl in normalen Apotheken vor Ort kaufen als auch bei Internet-Apotheken bestellen.

Bei Apotheken vor Ort hat man den Vorteil der persönlichen Beratung, bei Online-Apotheken sind die Preise häufig günstiger.

Die erworbenen Mittel sind bei gleicher Marke jedoch identisch. Direktvermarkter, bei denen der Hersteller der Schüsslersalze zugleich auch die verkaufende Apotheke ist, bieten häufig besonders preiswerte Produkte an, weil sie die Kosten für den Zwischenhandel einsparen. Die Produkte der Direktvermarkter kann man jedoch nicht in normalen Apotheken kaufen, sondern nur in der einen Apotheke, die die Mittel produziert. Meistens handelt es sich dabei um eine Online-Apotheke.

Qualitätsunterschiede

Durch die verpflichtende Herstellung nach dem Homöopathischen Arzneibuch ist die Qualität der Schüssler-Salze generell gut und auch bei unterschiedlichen Herstellern ziemlich ähnlich.

Unterschiede liegen eher im Detail.

So kann die Konsistenz und die Löslichkeit der Tabletten (Pastillen) unterschiedlich ausfallen. Dabei handelt es sich jedoch vorwiegend um eine Geschmackssache.

Gluten

Außerdem werden einige Tabletten mit glutenfreien Hilfsstoffen zubereitet, andere enthalten Weizenstärke mit Spuren von Gluten. Diese Unterschiede sind für Menschen, die unter Glutenunverträglichkeit (Zöliakie oder Sprue) leiden, von Bedeutung. Für alle anderen Menschen, immerhin 99,9% der Bevölkerung, spielt dieser Unterschied keine Rolle.

Globuli

Menschen, die keinen Milchzucker (Laktose) vertragen, können anstelle der Schüsslersalz-Tabletten Globuli (Streukügelchen) einnehmen.

Allerdings bieten nur wenige Hersteller Schüsslersalze als Globuli an.

Stattdessen kann man die entsprechenden Mittel auch als homöopathische Mittel in Form von Globuli kaufen. Diese Mittel tragen dann jedoch nicht die Nummer (1-27), die für die Schüsslersalze typisch ist, sondern nur den homöopathischen Namen (z.B. Calcium Fluoratum).

Tropfen

Wer keinen Milchzucker verträgt, kann statt der Tabletten auch Tropfen einnehmen.

Allerdings bieten nur wenige Hersteller Schüsslersalze als Tropfen an.

Stattdessen kann man die entsprechenden Mittel auch als homöopathische Mittel in Form von Tropfen kaufen. Diese Mittel tragen dann jedoch nicht die Nummer (1-27), die für die Schüsslersalze typisch ist, sondern nur den homöopathischen Namen (z.B. Calcium Fluoratum).

Wirkungsweise

Der Arzt Dr. Schüßler kam im 19. Jahrhundert zu dem Schluss, dass viele Krankheiten durch ein Ungleichgewicht des Mineralhaushalts in den einzelnen Zellen verursacht würden.

Wenn in den Zellen wichtige Mineralstoffe fehlen, funktionieren sie nicht mehr richtig, was dann zur Krankheit führt, war Dr. Schüßlers Folgerung.

Da viele Mineralsalze, in konzentrierter Form eingenommen, nicht den Weg in die einzelnen Zellen finden können, übernahm Dr. Schüßler die Idee der Potenzierung von Substanzen aus der Homöopathie.

In potenzierter Form, also stark verdünnt, könnten die Mineralsalze ihren Weg durch den Verdauungskanal, über den Blutweg bis zu den einzelnen Zellen finden, wo sie durch die Zellwände ins Innere aufgenommen werden könnten.

Dort könnten Sie das gestörte Gleichgewicht regulieren und die Zelle dazu bringen, sich selbstständig eventuell benötigte größere Mineralsalz-Mengen aus dem Blutkreislauf zu holen, bis sie wieder mit allem gut versorgt sind und ihrer Bestimmung gemäß funktionieren können.

Die Behandlung mit den Mineralsalzen nach Dr. Schüßler wird von seinen Anhängern unterschiedlich betrachtet. Manche sehen die Schüssler-Salze als Reiztherapie und andere als Substitutionstherapie.

Schüssler-Salze als Reiztherapie

Als Reiztherapie betrachtet, sieht man die Wirkung der Schüssler-Salze so, dass die Aufnahme der geringen Mineralsalz-Mengen in potenzierter Form die Zellen ermuntert.

Dadurch werden die Zellen in die Lage versetzt, sich die benötigten Mineralsalze in größeren Mengen aus der Nahrung zu holen und in sich aufzunehmen bis sie genügend Mineralsalze enthalten.

Im Sinne einer Reiztherapie reichen eher geringe Dosen der Schüssler-Salze, beispielsweise dreimal täglich zwei Tabletten.

Schüssler-Salze als Substitutionstherapie

Als Substitutionstherapie betrachtet sollen die potenzierten Mineralsalze nach Dr. Schüßler den Mineral-Mangel in den Zellen vollständig ausgleichen, ohne dass dafür zusätzliche Mineralstoffe aus der Nahrung benötigt werden.

Dieses Prinzip ist vergleichbar mit der Einnahme von Vitamintabletten, die ja auch einen eventuellen Vitaminmangel ausgleichen sollen.

Da die Schüssler-Salze ja durch die Potenzierung stark verdünnt sind, braucht man dann eine große Anzahl der Tabletten, um einen Mangel ausgleichen zu können.

In diesem Sinne kommt es dann zu einer hochdosierten Einnahme, die mehrere hundert Tabletten pro Tag umfassen kann.

Mineralstoff-Bedarf mit Schüsslersalzen vollständig decken?

Aus schulmedizinischer Sicht kann man mit Schüsslersalzen nicht seinen kompletten Mineralstoffbedarf stillen.

Das hat mehrere Gründe.

Auch in der relativ niedrigen Potenz D6 sind die Mineralstoffe extrem verdünnt. Auf 1 Gramm Mineralsalz kommt 1 Tonne Milchzucker.

Soviel kann man selbst bei extremer Hochdosierung nicht zu sich nehmen. Von einigen Mineralstoffen braucht man jedoch größere Mengen, beispielsweise Kochsalz und Kalzium.

Diese Mineralsalze kann man nicht allein durch Schüsslersalze zu sich nehmen. Hier dienen die Schüsslersalze eher dazu, die Zellen dafür aufzuschließen, sich die benötigte Mineralstoffmenge aus der Nahrung holen zu können.
Bei anderen Mineralsalzen ist auch gar nicht so eindeutig klar, wie viel man davon täglich braucht. Selbst wenn die benötigten Mengen dieser Salze extrem gering wären, sollte man nicht auf die Idee kommen, die Versorgung mit diesen Mineralsalzen komplett über Schüsslersalze zu decken.
Schüsslersalze sind nicht mit Vitamintabletten vergleichbar. Sie bieten keine sinnvoll kalkulierbare Menge an "Mineralsalz-Wirkstoffen", um den täglichen Mineralstoff-Bedarf zu decken, auch wenn dies an verschiedenen Stellen gerne so dargestellt wird.

Den alltäglichen Mineralstoffbedarf sollte man aus der Nahrung decken.

Die Schüsslersalze können helfen, dass die benötigten Mineralstoffe von den Zellen aufgenommen werden können.

Schüssler-Salze und Schulmedizin

Die moderne Naturwissenschaft kann die Wirkungsweise der Schüssler-Salze nicht erklären.

Auch durch naturwissenschaftliche Studien konnte die Wirksamkeit der Schüssler-Salze nicht belegt werden.

Da die Schüssler-Salze jedoch weitgehend nebenwirkungsfrei sind, kann man sie im Allgemeinen problemlos ergänzend zu einer schulmedizinischen Behandlung anwenden.

Der behandelnde Arzt sollte jedoch über die Einnahme der Schüssler-Salze informiert werden.

Schüssler-Salze und Naturheilkunde

Die Schüsslersalze vertragen sich sehr gut mit anderen Methoden der Naturheilkunde, anders als es bei der klassischen Homöopathie der Fall ist.

Man kann eine Schüsslersalz-Behandlung sehr gut mit Heilpflanzen, Bachblüten, Aromatherapie, Wasseranwendungen und anderen Heilmethoden anwenden.

Potenzen

Die Schüsslersalze werden meistens in den sogenannten Potenzen D6 und D12 angeboten, manchmal auch in D3.

Doch was hat es mit diesen Potenzen auf sich?

Dass die Potenzen etwas mit Verdünnung zu tun haben, ist vielen Menschen heutzutage bekannt. Aber die Verwirrung wird groß, wenn die Sprache darauf kommt, dass die Mittel stärker sein sollen, je stärker sie verdünnt sind.

Homöopathische Potenzierung

Ihren Ursprung haben die Verdünnungs-Potenzen in der Homöopathie. Bei den Schüsslersalzen werden die Potenzen jedoch etwas anders eingesetzt als in der Homöopathie.

Doch zunächst ein paar Erklärungen zu homöopathischen Potenzen.

Die homöopathischen Potenzen werden nicht einfach so verdünnt, sondern die Verdünnung erfolgt schrittweise.

Auf ein Teil Ausgangssubstanz (Wirkstoff) werden je Verdünnungsstufe (Potenz) 10 oder 100 Teile Verdünnungsmittel genommen, beispielsweise Wasser, Ethanol oder Milchzucker.

Der Ausgangssubstanz und das Verdünnungsmittel werden dann ausgiebig geschüttelt, wenn es sich um eine flüssige Zubereitung handelt. Bei einer festen Zubereitung mit Milchzucker werden die Komponenten miteinander verrieben. In der nächsten Potenzstufe wird der Verdünnungsschritt wiederholt und wieder und wieder.

Wenn die Verdünnung bei jedem Schritt ums Zehnfache erfolgt, benennt man solche Potenzen vorne mit einem "D". Die Zahl dahinter gibt an, wie oft verdünnt wurde. Bei der Potenz D6 wurde 6 mal um das Zehnfache verdünnt.

Das Verhältnis zwischen Ausgangssubstanz und Verdünnungsmittel beträgt 1:1.000.000. Auf 1 Gramm Ausgangssubstanz kommt also 1 Tonne Verdünnungsmittel (z.B. Milchzucker).

In der Homöopathie wird davon ausgegangen, dass ein Arzneimittel umso wirkungsvoller ist, je stärker es potenziert (verdünnt) wurde. Diese Sichtweise ist nicht naturwissenschaftlich fundiert, sondern es handelt sich um eine feinstoffliche Sichtweise.

Potenzen bei Schüsslersalzen

Da sich die Schüsslersalze aus der Homöopathie entwickelt haben, ist es verständlich, dass die Arzneimittel auch bei den Schüsslersalzen homöopathisch potenziert werden.

Die Begründung für die Verwendung der potenzierten Substanzen ist bei Dr. Schüßler jedoch eine andere als in der Homöopathie.

Um das Konzept Dr. Schüßlers verstehen zu können, sollte man wissen, dass Dr. Schüßler auf der Basis der damaligen wissenschaftlichen Erkenntnisse arbeitete. Es ging ihm bei der Entwicklung seiner Biochemie nicht um ein esoterisches Konzept, sondern um eine Heilmethode, die modern und wissenschaftlich begründet ist.

Inzwischen ist die Naturwissenschaft natürlich viel weiter als damals, und daher haben sich einige Vorstellungen von Dr. Schüßler als nicht wissenschaftlich haltbar erwiesen. Das tut der Wirksamkeit seiner Heilmethode jedoch keinen Abbruch. Nur die Erklärung, warum die Schüsslersalze helfen, muss heutzutage neu gefunden werden.

Eine wesentliche Grundannahme für das Schüsslersalz-Konzept ist das Wissen, dass Mineralsalze auf ihrem Weg durch den Verdauungskanal chemisch meistens stark verändert werden. In dieser veränderten Form können sie vom Körper oft nicht in ausreichender Menge aufgenommen werden.

Dadurch kann es, soweit die Theorie, trotz ausreichender Mineralsalz-Versorgung durch die Nahrung zu Mineralstoff-Mangel in den einzelnen Körper-Zellen kommen.

Wie schafft man es also, dass die Mineralsalze die Körperzellen erreichen?

Schüsslers Vorstellung war, dass man die Mineralsalze durch Potenzierung soweit aufschlüsseln kann, dass jedes einzelne Molekül der Mineralsalze allein für sich ist und vollständig vom Verdünnungsmittel umgeben ist.

Dadurch soll es möglich sein, dass die Mineralsalze von den Epithelzellen der Mundschleimhaut aufgenommen werden, um von dort aus direkt über den Blutkreislauf zu den Körperzellen zu gelangen. Heutzutage weiß man, dass es nicht möglich ist, die Salze bis auf Molekülgröße hinunter aufzuspalten. Dennoch werden die Schüsslersalze von der Mundschleimhaut aufgenommen und an den Blutkreislauf abgegeben. Es ist dazu gar nicht nötig, dass die Mineralsalze als einzelne Moleküle vorliegen. Es reicht, dass sie in winzig kleine Portionen aufgespalten worden sind.

Regelpotenzen der Schüssler-Salze

Die Schüsslersalze werden üblicherweise in niedrigen Potenzen der D-Reihe eingesetzt.

Die gängigen Potenzen der Schüsslersalze sind: D3, D6 und D12. Dr. Schüßler selbst setzte bevorzugt die Potenz D6 ein. Manchmal liest man, dass Dr. Schüßler davon ausging, dass man bei wasserlöslichen Ausgangssubstanzen immer mindestens die Potenz D6 einsetzen sollte. Bei Substanzen, die nicht wasserlöslich sind, sollte man die Potenz D12 einsetzen.

Daraus entwickelten sich die gängigen Regelpotenzen. Die Regelpotenzen sind die typischen Potenzen, in denen die Schüsslersalze meistens angeboten werden.

Es handelt sich bei den Regelpotenzen um folgende:

Nr. 1. Calcium Fluoratum	D12
Nr. 2. Calcium Phosphoricum	D6
Nr. 3. Ferrum Phosphoricum	D12
Nr. 4. Kalium Chloratum	D6
Nr. 5. Kalium Phosphoricum	D6
Nr. 6. Kalium Sulfuricum	D6
Nr. 7. Magnesium Phosphoricum	D6
Nr. 8. Natrium Chloratum	D6
Nr. 9. Natrium Phosphoricum	D6
Nr. 10. Natrium Sulfuricum	D6
Nr. 11. Silicea	D12
Nr. 12. Calcium Sulfuricum	D6

Anderen Quellen zufolge bezieht Dr. Schüßler jedoch auch niedrigere Potenzen mit ein.

In seinem Hauptwerk schreibt Dr. Schüßler:

"Alle in Wasser unlöslichen Stoffe müssen bis mindestens auf die sechste Stufe der decimalen Verdünnungs-Skala gebracht werden; die in Wasser löslichen können auch in niedrigeren Verdünnungen durch die erwähnten Epithelzellen treten."

D12

Die Potenz D12 wird, wie oben bereits erwähnt, als Regelpotenz bei Mineralsalzen angewendet, die nicht in Wasser löslich sind.

Das sind bei den Funktionsmitteln die Salze Nr. 1, Nr. 3 und Nr. 11.

Auch die Ergänzungssalze werden meistens in der Potenz D12 eingesetzt.

Außerdem gibt es noch einen Ansatz, die gewählte Potenz von der zu behandelnden Erkrankung abhängig zu machen.

Hierfür gilt:

Bei chronischen Krankheiten und Erkrankungen der Psyche ist die Potenz D12 besonders gut geeignet.

D6

Die Potenz D6 ist Dr. Schüßlers meistgenutzte Potenz.

Sie ist die Regelpotenz für 9 der 12 Funktionsmittel.

Bei ihnen handelt es sich um wasserlösliche Salze.

In Hinblick auf die zu behandelnden Krankheiten gilt:

Bei akuten Krankheiten ist die Potenz D6 besonders gut geeignet.

D3

Die Potenz D3 gehört zwar nicht zu den Regelpotenzen der Schüsslersalze, aber aus verschiedenen Gründen wird sie dennoch gerne angewendet.

Bei der Potenz D3 sollte man berücksichtigen, dass sie relativ stofflich ist, d.h. 1 Gramm Mineralsalz ist bereits in 1 Kilogramm D3 Schüsslersalzen enthalten.

Bei harmlosen Salzen, wie beispielsweise Nr. 8 Natrium Chloratum (Kochsalz), ist auch die Potenz D3 noch eine starke Verdünnung.

Aber bei Salzen, die in großer Menge giftig sind, muss man bei der Verwendung der Potenz D3 durchaus vorsichtig sein. Beispielsweise das Schüsslersalz Nr. 4 Kalium Chloratum (Kaliumchlorid) sollte man in der Potenz D3 nicht hochdosiert anwenden. Sensible Menschen könnten sonst durchaus unspezifische Nebenwirkungen bekommen.

Folgende Gründe und Anlässe sprechen für Einsatz der Schüsslersalze in der Potenz D3:

Sehr akute Krankheiten:

Wenn eine Krankheit sehr akut ist, kann die Potenz D3 manchmal sehr hilfreich sein.

Vollbad:

Bei einem Vollbad braucht man jede Menge Schüssler-Salze. Bei Verwendung der Potenz D3 kann die Menge der benötigten Tabletten erheblich verringert werden In D3 reichen schon 1 bis 10 Tabletten für ein Vollbad.

Substitutionstherapie:

Wenn man die Schüsslersalze als Substitutionstherapie zur Deckung des Mineralstoffbedarfes einsetzen will, eignet sich die Potenz D3. Dies ist vor allem dann interessant, wenn man nicht täglich hunderte von Tabletten lutschen will, was bei Hochdosierung in D6 und D12 erforderlich ist. Weitere Infos hierzu finden Sie auf Seite 99.

Schüsslersalze für Pferde:

Da Pferde so groß sind, brauchen sie auch besonders viele Schüsslersalze. In der Potenz D3 kann man die Anzahl der verabreichten Tabletten reduzieren.

Antlitzanalyse

Schüssler-Salze werden von den Behandlern häufig aufgrund von bestimmten Kennzeichen im Gesicht empfohlen.

Diese Vorgehensweise nennt sich "Antlitzanalyse".

Sie basiert auf der Idee, dass das Fehlen bestimmter Mineralien sich durch bestimmte Zeichen auf dem Gesicht ausprägt, wie beispielsweise die Färbung des Gesichtes oder der Zustand und die Spannkraft der Haut.

Kurt Hickethier als Entwickler der Antlitzanalyse

Die Antlitzanalyse wurde von Dr. Schüßler entdeckt und von einem seiner Anhänger Kurt Hickethier weiterentwickelt.

Kurt Hickethier leitete ein Sanatorium in Ellrich am Harz.

Er schrieb ein Buch über die Antlitzanalyse, das heute noch das Standardwerk zur Antlitzanalyse ist.

Sonnerschau - Antlitzdiagnose - Antlitzanalyse

Kurt Hickethier nannte die Antlitzanalyse auch "Sonnerschau" oder "Antlitzdiagnose".

Hickethier hielt nämlich die "Antlitz-Diagnostik" für die tiefschürfenste Art der Krankheitserkennung.

Dies widersprach schon damals der vorherrschenden Lehrmeinung und passt auch nicht zu den heutigen Vorstellung einer Diagnose, denn "Diagnose" wird im modernen Sprachgebrauch verwendet, um eine bestimmte Krankheit zu erkennen und zu benennen.

Um Konflikte mit dem üblichen Sprachgebrauch des Wortes "Diagnose" zu vermeiden, spricht man heutzutage meistens von "Antlitzanalyse" wenn von der biochemischen Mineralsalz-Mangel-Erkennung im Gesicht die Rede ist.

Manche sprechen übrigens auch von Signaturen-Diagnostik, weil es außer den Zeichen im Gesicht auch Kennzeichen an anderen Stellen des Körpers gibt.

Die Analyse des Antlitzes spielt jedoch die wichtigste Rolle bei der Identifizierung der passenden Mineralsalze.

Nachfolgend die wichtigsten Kennzeichen im Gesicht zu den jeweiligen Mineralsalzen.

Die 12 Funktionsmittel - Antlitzanalyse

Nr.	Schüßler-Salz	Antlitz-Zeichen
1	Calcium Fluoratum	• Viereckige Falten um die Augen • Gefächerte Falten unterhalb der Augen • Braun-schwarze Einfärbung um die Augen • Geplatzte Adern • Schuppen im Gesicht • Rissige Lippen, Mundwinkel, Hände, Finger • Parodontose • Glänzende Haut
2	Calcium Phosphoricum	• Wächserne Haut • Käsige Gesichtsfarbe • Weiß belegte Zunge • Übelriechender Atem • Weiße Nasen und Ohrmuscheln • Verschwitzte Haare • Raue Stimme
3	Ferrum Phosphoricum	• Gerötete Stirn, Wangen • Rote, heiße Ohren • Rotes Kinn • Rote Zunge • Blau-schwarzer Schatten an der Nasenwurzel und unter den Augen(Ferrumschatten) • Grau-schwarze Färbung um die Nase • Blasses Zahnfleisch

Nr.	Schüßler- Salz	Antlitz-Zeichen
4	Kalium Chloratum	• Milchige Haut • Blau-weiße Hautfarbe • Käsige Haut • Fadenziehender Speichel • Geschwollene Lymphknoten • Weiß belegte Zunge • Mehlige Hautschuppen • verklebte Augen
5	Kalium Phosphoricum	• Aschgraue Haut, insbes. Kinn • Graue Augenpartie • Eingefallene Schläfen • abwesender Gesichtsausdruck • braun belegte,trockene Zunge • Parodontose • Zahnfleischbluten • Mundgeruch
6	Kalium Sulfuricum	• Braun-gelbe Haut • Dunkle Augenlider • Gelblich um den Mund • Sommersprossen • Schuppen auf klebriger Basis • Klebende Kopfschuppen • Gelb & schleimig bel. Zunge
7	Magnesium Phosphoricum	• Rote, runde Flecken auf den Wangen (immer oder zeitweilig) • Rote Flecken am Hals • Ansonsten blasse Haut • Zuckungen der Mundwinkel • Zucken der Augenlider

Nr.	Schüßler- Salz	Antlitz-Zeichen
8	Natrium Chloratum	• Feuchter Glanz auf dem Oberlid, ähnlich wie Schneckenschleim (Gelatine-Glanz) • Helle Augenlider • Große Hautporen • Aufgeschwemmtes Gesicht • Geschwollene, schwammige Wangen • Kopfschuppen • Weiße Absonderungen der Augen • Klarer Zungenbelag • Speichelbläschen am Rand der Zunge • Hautausschlag an der oberen Stirn • Juckreiz • Trockene Haut
9	Natrium Phosphoricum	• Fettiger, stumpfer Glanz auf der Stirn • Fettige Nase • Große Hautporen • Mitesser, Pickel • Blasse Schleimhäute • Hängende Wangen • Doppelkinn • Zunge hinten gelblich
10	Natrium Sulfuricum	• Grün-gelbe Gesichtsfarbe, vor allem Stirn und Schläfen • Bläuliche Röte an der Nase • Bläuliche Röte vor den Ohren • Rötungen am äußeren Augenwinkel • Zunge wirkt schmutzig und grünlich

Nr.	Schüßler- Salz	Antlitz-Zeichen
11	Silicea	• Glänzende Haut, wie lackiert (Glasurglanz) • Wächsern gelbe oder blasse Hautfarbe • Tiefliegende Augen • Schlupflider • Lachfalten • Krähenfüße • Zuckungen der Augenlider • Kleinporige Haut • Senkrechte Falten vor den Ohren • Geheimratsecken • Trockene Nase
12	Calcium Sulfuricum	• Weiße, alabasterartige Hautfärbung (wie Gips) • Wenig Zeichen im Gesicht zu erkennen • Eventuell Altersflecken

Die 15 Ergänzungsmittel - Antlitzanalyse

Nr.	Schüßler- Salz	Antlitz-Zeichen
13	Kalium Arsenicosum	• Kratzer im Gesicht, Händen oder Armen • Schuppen • Schuppige Ekzeme • Schmale Wangen • Eventuell vorstehende Augen
14	Kalium Bromatum	• Hervorstehende Augen • Pickel • Unruhiger Blick • Müde Augen

	Schüßler- Salz	Antlitz-Zeichen
15	Kalium Jodatum	• Kropf • Hervorstehende Augen • Schweiß auf der Stirn • Gerötete Augen • Ständiges Räuspern
16	Lithium Chloratum	• Blinzeln • Gerötete Augen • Müder Blick • Eventuell geschwollene Augen • Eventuell Ekzeme
17	Manganum Sulfuricum	• Schuppiger Ausschlag • Blässe • Müder Gesichtsausdruck • Eventuell gelbliche Gesichtsfarbe
18	Calcium Sulfuratum	• Müder Blick • Milchschorf bei Säuglingen
19	Cuprum Arsenicosum	• blasse Haut • Bläuliche Haut • Verschwitzt • Häufiges Schlucken durch Speichelfluss
20	Kalium aluminium Sulfuricum	• Trockene Haut • Krusten an der Nase • Eventuell Kratzspuren
21	Zincum Chloratum	• Pickel • Lippenbläschen
22	Calcium Carbonicum	• Aufgedunsenes Gesicht • Große Hautporen • Volles Haar • Eventuell Hautentzündungen

Nr.	Schüßler- Salz	Antlitz-Zeichen
23	Natrium Bicarbonicum	Keine besonderen Zeichen
24	Arsenum Jodatum	• Pickel • Schmale Wangen • Gerötete Augen • Eventuell Ausschläge • Eventuell Kratzspuren

Intuitive Auswahlmethoden

Einige Anwender und Behandler wählen die jeweils passenden Schüsslersalze nicht nach einer Liste von Beschwerden, Anwendungsgebieten und Zeichen im Gesicht, sondern mithilfe von intuitiven Methoden.

Die intuitiven Auswahlmethoden gehen davon aus, dass das Unterbewusste am besten weiß, was der Körper zur Heilung braucht. Daher wird das Unterbewusste befragt.

Zur intuitiven Auswahl der Mittel gibt es zahlreiche Möglichkeiten, von denen hier nur einige wichtige kurz beschrieben werden.

Pendeln

Für die Mittel-Auswahl durch Pendeln braucht man ein Pendel, also einen relativ schweren Gegenstand, der an einer Schnur hängt und frei pendeln kann.

Eine Möglichkeit, die passenden Mittel auszupendeln geht folgendermaßen:

• Man baut die Behälter aller zwölf Funktionsmittel vor sich auf. Die Beschriftung weist von einem weg.

- Die Mittel werden "gemischt", sodass man wie bei einem Kartenspiel nicht weiß, welches Mittel wo steht.
- Dann nimmt man sich die Mittel einzeln nacheinander vor.
- Das Pendel wird in die linke Hand genommen. Der Ellenbogen stützt sich auf dem Tisch auf, damit der Arm ruhig gehalten werden kann.
- Das auszutestende Mittel wird unter das Pendel gestellt.
- Dann atmet man ruhig und beobachtet, wie sich das Pendel bewegt.
- Wenn sich das Pendel im Kreis bewegt, wird das Mittel genommen.
- Wenn sich das Pendel hin und her bewegt, wird das Mittel nicht genommen.

Es gibt auch zahlreiche andere Möglichkeiten, Schüsslersalze auszupendeln.

Kinesiologie

Bei der Kinesiologie wird das Unbewusste mithilfe von Muskeltests befragt.

Die Kinesiologie ist eine Auswahlmethode, bei der ein Behandler nötig ist, um die Tests mit dem Patienten (Probanden) durchzuführen.

Der Proband nimmt die Mittel in die Hand und der Behandler prüft, wie der Muskel, meist der Armmuskel (Deltamuskel) darauf reagiert.

Auswahl nach dem Bauchgefühl

Eine einfache Methode zum Selbermachen ist die Auswahl der Schüsslersalze nach dem Bauchgefühl.

Für diese Auswahlmethode ist es sinnvoll, wenn man mindestens alle zwölf Funktionsmittel sein Eigen nennt.

Die Behälter der Schüsslersalze stellt man beispielsweise auf ein Regalbrett, wahlweise mit der Beschriftung nach vorne oder nach hinten.

Dann wählt intuitiv nach dem Gefühl das oder die Mittel aus, die für die aktuelle Situation passen.

Bei dieser Methode geht die Intuition nahtlos in Kenntnis und Erfahrung mit den Schüsslersalzen über.

Je besser man sich mit den Schüsslersalzen auskennt, desto mehr ist diese Auswahlmethode von der Erfahrung geprägt.

So lange man die Mittel noch nicht so genau kennt, spielt das Gefühl die größere Rolle.

Wenn man die Behälter mit der Beschriftung nach hinten aufstellt, in einer unbekannten Reihenfolge, spielt natürlich die reine Intuition die größte Rolle.

Schüssler-Salze nach dem Mondkalender

Schüssler-Salze eignen sich nicht nur zur Behandlung von gesundheitlichen Störungen, sondern auch zur allgemeinen Gesundheitsvorsorge und Stärkung des Wohlbefindens.

Zu diesem Zweck könnte man die Schüssler-Salze natürlich einfach der Reihe nach abwechselnd einnehmen, man kann sie aber auch passend zum Mondkalender anwenden, um ihre Wirksamkeit noch zu verbessern.

Die zwölf Funktionsmittel der Schüssler-Salze können den Sternzeichen zugeordnet werden. Je nachdem, in welchem

Zeichen der Mond sich gerade befindet, ist eines der zwölf Funktionsmittel das Schüssler-Salz des Tages.

Die 12 Funktionsmittel und ihre Mondzuordnungen		
Nr. 1.	Calcium Fluoratum	Wassermann
Nr. 2.	Calcium Phosphoricum	Steinbock
Nr. 3.	Ferrum Phosphoricum	Widder
Nr. 4.	Kalium Chloratum	Krebs
Nr. 5.	Kalium Phosphoricum	Waage
Nr. 6.	Kalium Sulfuricum	Jungfrau
Nr. 7.	Magnesium Phosphoricum	Stier
Nr. 8.	Natrium Chloratum	Skorpion
Nr. 9.	Natrium Phosphoricum	Löwe
Nr. 10.	Natrium Sulfuricum	Schütze
Nr. 11.	Silicea	Zwilling
Nr. 12.	Calcium Sulfuricum	Fische

Wenn man sich mit dem Mondkalender beschäftigt, kann man davon ausgehen, dass das passende Schüssler-Salz an seinen jeweiligen Mondtagen seine optimale Wirkung entfalten kann.

Wenn man das nicht glaubt, stellt das auch kein Problem dar, denn man kann die Schüsslersalze auch im Wechsel anwenden, ohne dem Mond eine zusätzliche Wirkung zuzusprechen.

Der Mond befindet sich immer zwei bis drei Tage in einem Sternzeichen, das bedeutet, dass jedes Salz auch für diese zwei bis drei Tage angewendet werden kann. Anschließend kommt ein anderes Salz an die Reihe.

Dadurch kommt Ihr Körper nach und nach in den Genuss aller Funktionsmittel und langfristige Mangelzustände können abgebaut werden. Neue Mangelzustände der Mineralsalze können dadurch verhindert werden. Die Einnahme der

Schüssler-Salze nach dem Mondkalender entspricht sozusagen einer Langzeit-Kur ohne zeitliches Limit.

Anwendung der Tages-Schüssler-Salze

Schüssler-Salze nach dem Mond-Kalender können zusätzlich zu Schüssler-Salzen für gesundheitliche Beschwerden oder bei Kuren angewendet werden.

Am besten wählt man einen Zeitpunkt aus, an dem man täglich sein Tages-Schüsslersalz einnimmt.

Dazu eignet sich beispielsweise der Morgen oder der Abend.

Nehmen Sie sich dazu ein paar Minuten Zeit in Ruhe, sozusagen als tägliche Mini-Kur für Ihr Wohlbefinden.

Wählen Sie beispielsweise folgende Dosierung:

- 3-6 Tabletten vom Tages-Schüssler-Salz

Zusatzanwendung bei Vollmond

An Vollmond können Sie vom Schüssler-Salz des Tages zusätzlich ein Heißgetränk nach dem Rezept der Heißen Sieben einnehmen.

Dadurch wird die Wirkung zusätzlich intensiviert.

Kalender mit Mondzuordnungen

Es würde den Rahmen dieses Buches sprengen, einen Mondkalender über mehrere Jahre zu beinhalten.

Im Buchhandel gibt es jedoch jedes Jahr zahlreiche Mondkalender, in denen man Tag für Tag sehen kann, in welchem Sternzeichen sich der Mond gerade befindet.

Schüssler-Kuren

Mit Schüssler-Kuren können Sie über den Zeitraum von drei bis sechs Wochen intensiv etwas für Ihre Gesundheit tun.

Schüssler-Kuren kann man durchführen, um sich einfach etwas besser zu fühlen oder um sich auf eine bestimmte Jahreszeit oder Situation einzustellen.

Man kann auch Schüssler-Kuren für bestimmte Organsysteme oder Krankheiten einsetzen.

Bei Schüssler-Kuren werden einerseits kurmäßig bestimmte Schüsslersalz-Kombinationen eingenommen.

Hinzu kommt meistens die gezielte Anwendung einer oder mehrerer Schüssler-Salben.

Unterstützt wird die Kurwirkung durch Kräutertee, bestimmte Nahrungsempfehlungen und andere Maßnahmen, die Ihre Gesundheit gezielt im Rahmen der jeweiligen Kur fördern.

Dadurch haben Sie ein Rundum-Kurpaket, mit dem Sie Ihre Gesundheit gezielt fördern und Beschwerden lindern können.

Grundsätze bei Schüssler-Kuren

Bei einer Schüssler-Kur kann man einer generellen Anwendungsweise folgen.

Meistens drei Salze

Meistens kommen drei verschiedene Schüssler-Salze zum Einsatz. Man kann aber auch Schüsslerkuren mit mehr oder weniger Sorten Schüsslersalze durchführen.

Salbe zur Ergänzung

Zur Ergänzung wird häufig noch eine Schüssler-Salbe verwendet.

Man kann die Salbe zur Behandlung äußerlicher Schwierigkeiten, z.B. Hautprobleme oder Gelenkschmerzen anwenden. Oder man verwendet die Salbe, um über die Haut auf die innerliche Verfassung einzuwirken.

Start mit Schüssler-Heißgetränk

Damit Sie und Ihr Körper deutlich spüren, dass Sie in den nächsten Wochen in den Genuss einer Schüssler-Kur kommen werden, beginnen Sie die Kur mit einer Intensiv-Anwendung.

Dazu bereiten Sie sich ein Heißgetränk analog der Heißen Sieben.

Das geht folgendermaßen:

Nehmen Sie sich für den Start in die Sommer-Kur mindestens eine Viertelstunde Zeit, in der Sie entspannen können.

- Geben Sie die Schüssler-Salze für die Kur in eine Tasse: Jeweils 3 Tabletten von jeder Salz-Sorte.

- Gießen Sie dazu heißes Wasser, bis die Tasse voll ist.

- Warten Sie wenige Minuten, bis sich die Tabletten aufgelöst haben. **Achtung!** Keinen Metalllöffel zum Umrühren verwenden.

- Trinken Sie das Schüssler-Heißgetränk in kleinen Schlucken.

Wenn Ihnen nicht nach einem heißen Getränk zumute ist, lassen Sie das Getränk abkühlen und trinken Sie es kalt.

Diese Heißanwendung ermöglicht Ihren Körper gleich zu Anfang der Kur einen kräftigen Schwung der potenzierten Mineralsalze aufzunehmen.

Je nach Ihren persönlichen Vorlieben können Sie das Heißgetränk am Tag vor dem eigentlichen Kurbeginn einnehmen oder Sie starten morgens am ersten Kurtag mit dem Heißgetränk und nehmen an diesem Tag außerdem die Tabletten des intensiven ersten Kurtags ein.

3 Tage Intensiv-Einstieg

Die ersten drei Tage der Kur dienen einem intensiven Einstieg, damit Sie möglichst von Anfang an die fördernde Wirkung der Sommer-Kur genießen können.

Nehmen Sie in den ersten 3 Tagen 6 mal täglich von jedem der Kursalze eine Tablette.

Lassen Sie die Tabletten langsam im Munde zergehen.

Wenn einem 6 Einnahmen pro Tag zu häufig sind, kann man auch 3 mal täglich je 2 Tabletten von jedem Salz einnehmen, also jedes Mal 6 Tabletten.

Wichtig! Trinken Sie nach der Einnahme am besten ein Glas frisches Wasser, damit der Körper genügend Wasser hat, um eventuelle Giftstoffe ausscheiden zu können.

Gesamt-Kurdauer 3 - 6 Wochen

Reduzieren Sie die Einnahme nach den 3 Tagen auf 3 mal täglich. Denken Sie jedes Mal daran, ein Glas Wasser zu trinken, nachdem Sie die Schüssler-Salze eingenommen haben. Setzen Sie die Kur bis zu einer Gesamt-Kurdauer von 3 bis 6 Wochen fort. Bei einer Gesamt-Kurdauer von 3 Wochen verbrauchen Sie je Salz-Sorte knapp ein Fläschchen mit 80 Tabletten. Wenn diese Zeit um ist, kann man entweder eine Pause mit der Einnahme von Schüsslersalzen einlegen.Oder man kann anhand des Befindens und der Antlitzzeichen überprüfen, ob man weiterhin die gleichen oder besser andere Schüsslersalze einnehmen will. Die Kureinnahme kann dann wiederholt werden.

Salben-Anwendung bei Kuren

Eine Schüssler-Salbe kann die Wirkung der Schüssler-Kur unterstützen Verwenden Sie eine der folgenden Salben, wenn nicht anders empfohlen:

- Nr. 1. Calcium Fluoratum
- Nr. 11. Silicea

Die folgenden Anwendungsempfehlungen gelten, wenn keine andere Anwendungsweise für eine spezielle Kur empfohlen wird. Es sind Anwendungsvorschläge zur allgemeinen Stärkung und Verbesserung des Allgemeinbefindens.

Salben-Anwendung Morgens

Wenden Sie die Salbe morgens nach dem Aufstehen folgendermaßen an:

- Reiben Sie die Haut im Bereich des Brustbeins mit der Salbe ein.
- Klopfen Sie anschließend mit der lockeren Faust leicht auf die Mitte des Brustbeins.
- Dadurch werden die Abwehrkräfte gestärkt.
- Massieren Sie eine kleine Menge Salbe in beide Ohrläppchen ein.
- Kneten Sie die Ohrläppchen und zupfen Sie anschließend daran.
- Das macht munter und stärkt die Konzentrationsfähigkeit.
- Wenn Sie unter Beschwerden der Gelenke oder Muskeln leiden, reiben Sie die betroffenen Körperstellen gründlich mit der Salbe ein.

Die Salbe stärkt das Bindegewebe und lindert Schmerzen des Bewegungsapparates.

Salben-Anwendung Abends

Wenden Sie die Salbe am besten abends vor dem Schlafen folgendermaßen an:

- Reiben Sie die Haut im Bereich des Brustbeins mit der Salbe ein.

- Klopfen Sie anschließend mit der lockeren Faust leicht auf die Mitte des Brustbeins. Dadurch werden die Abwehrkräfte gestärkt.

- Reiben Sie die Salbe sanft in beide Ellenbeugen und an die Pulsstellen der Handgelenke ein.

- An diesen Stellen werden die Wirkstoffe der Salbe besonders gut aufgenommen. Stimmung und Wohlbefinden werden gefördert.

- Massieren Sie die Creme außen unterhalb der Kniescheiben ein. Das sind in der Akupressur die Punkte des göttlichen Gleichmuts. Sie helfen beim Entspannen und fördern das Einschlafen.

- Cremen Sie dünn Ihr Gesicht mit der Salbe ein. Über Nacht hat die Creme genug Zeit um einzuziehen und Ihre Gesichtshaut zu straffen und zu erfrischen.

- Wenn Sie eine Frau sind, reiben Sie Ihre Brüste mit der Creme ein und massieren Sie die Brüste dabei leicht. Dadurch werden die Brüste gestrafft und Hängebrüsten entgegengewirkt.

- Wenn Sie unter Beschwerden der Gelenke oder Muskeln leiden, reiben Sie die betroffenen Körperstellen gründlich mit der Salbe ein.

Begleitende Kur-Maßnahmen

Die Wirkung Ihrer Schüssler-Kur können Sie durch begleitende Schritte fördern und unterstützen.

Dadurch wird die Schüssler-Kur erheblich wirksamer als durch die alleinige Einnahme der Mineralsalze.

Wasser

Trinken Sie täglich mindestens 6 Gläser Wasser, bei Hitze oder starkem Schwitzen noch mehr.

Die Flüssigkeitsmenge, die man durch Kaffee, Tee und Säfte zu sich nimmt, reicht dann bei weitem nicht aus.

Damit der Flüssigkeitshaushalt reibungslos funktioniert, braucht man zusätzlich zum Wasser auch eine ausreichende Menge Salz. Bei einer normalen Ernährung reicht die über die Nahrung aufgenommene Salzmenge meistens aus. Aber wenn man sich salzarm ernährt, kann es bei Hitze zu einem Salzmangel kommen, der schlimme gesundheitliche Folgen haben kann, bis hin zum Tod. Außer auf ausreichend Wasser muss man also auch auf ausreichende Salzzufuhr achten.

Obst

Essen Sie täglich eine oder mehrere große Portionen Obst passend zur Saison. Frisches Obst ist nicht nur wohlschmeckend und erfrischend, sondern enthält auch reichlich Mineralien und sekundäre Pflanzenwirkstoffe, die für die Gesundheit förderlich sind. Manche Menschen vertragen Obst jedoch nicht gut, das liegt meistens an einer Fruktose-Unverträglichkeit. In diesen Fällen sollte man nicht so viel oder sogar kein Obst essen. Manche Obstsorten werden meist besser vertragen als andere. Man muss also etwas rumprobieren, um verträgliche Obstsorten herauszufinden. Statt Obst kann auch Salat oder Gemüse die Gesundheit fördern.

Ergänzende Tipps zu Ihrer Kur

Sie können noch mehr tun, um ihre Schüssler-Kur zu einem vollen Erfolg zu machen.

Schlafen Sie ausreichend.

Mindestens acht Stunden lang sollten Sie Ruhe finden. Im Zweifelsfall ergänzt ein Mittagschlaf eine zu kurze Nachtruhe. Nur gut ausgeruht kann sich der Körper regenerieren und Sie können Ihr volles Potential ausschöpfen.

Bewegen Sie sich an frischer Luft.

Gehen Sie mindestens drei Mal pro Woche in die frische Luft und bewegen Sie sich dort ausgiebig, beispielsweise mit Gehen, Radfahren, Nordic Walking, Laufen, Schwimmen, Gartenarbeit. Bewegung stärkt Ihre Gesundheit.

Wandertag.

Gehen Sie einmal pro Woche den ganzen Tag in die freie Natur. Gehen Sie Wandern oder machen Sie eine Radtour. Das tut Körper und Seele gut.

Wechselduschen.

Stellen Sie beim Duschen mehrmals das kalte Wasser an, im Wechsel zum Warmwasser. Beenden Sie die Dusche mit kaltem Wasser. Vom Wechselduschen profitiert Ihr Immunsystem und der Kreislauf wird gestärkt.

Genussgifte vermeiden.

Vermeiden oder verringern Sie während der Kur nach Möglichkeit den Konsum von Nikotin, Alkohol und anderen Genussgiften. Genussgifte schaden Ihrer Gesundheit und verringern dadurch auch die volle Wirkung der Schüssler-Kur.

Ernähren Sie sich abwechslungsreich.

Eine gesunde Ernährung mit reichlich Obst und Gemüse fördert Ihre Gesundheit.

Hier folgen einige Beispielkuren. Sie können auch alle anderen Mittelkombinationen für verschiedenste Anwendungsgebiete als Kur anwenden.

Kur	Mittel	Ergänzung
Frühlings-Kur	3, 8, 9	Brennnessel-Tee, Erdbeeren, Spargel
Sommer-Kur	5, 8, 10	Wasser, Sommer-Obst, z.B. Melonen
Herbst-Kur	3, 5, 6	Früchte-Tee, Äpfel, Trauben, Nüsse
Winter-Kur	4, 6, 9	Zimt-Tee, Zitrusfrüchte, Nüsse

Wirkstoffmenge und Dosierung

Bei offiziellen Empfehlungen zur Dosierung der Schüsslersalze wird kein Unterschied zwischen den unterschiedlichen Potenzen gemacht.

Wenn man die Schüsslersalz-Tabletten als Träger von "Wirkstoffen" sieht, mag das unlogisch erscheinen. Denn je höher die Potenz, desto weniger "Wirkstoff" ist in den Tabletten enthalten.

Die Schüsslersalze sind jedoch nicht mit Vitamintabletten oder schulmedizinischen Medikamenten vergleichbar, bei denen man eine bestimmte Wirkstoffmenge einnimmt, um einen festgelegten und bekannten Bedarf zu decken.

Die Vorstellung, dass man seinen Mineralstoffbedarf allein mit Schüsslersalzen decken kann, wird zwar von etlichen Enthusiasten vertreten, aber sie entbehrt naturwissenschaftlichen und rechnerischen Grundlagen (Siehe: Seite 99).

Nur in der Potenz D3 kann man sich nennenswerte Wirkstoffmengen einverleiben. Bei dieser Potenz sollte man die "Stofflichkeit" der Zubereitung bei der Dosierung auch durchaus berücksichtigen.

Bei den Potenzen D6 und D12 ist die Wirkungsweise eher feinstofflich.

Daher wird auch die gleiche Dosierung empfohlen, unabhängig von der Potenz.

Die empfohlene Dosierung hängt eher von der jeweiligen Lehrmeinung ab, der der behandelnde Schüsslersalz-Spezialist anhängt.

Die täglich einzunehmende Tablettenmenge schwankt von 1 Tablette pro Tag bis hin zu über 100 Tabletten pro Tag.

Anwendungsgebiete

Auf den folgenden Seiten finden Sie wichtige Anwendungsgebiete, bei denen Schüsslersalze helfen können. Auf einen erklärenden Text folgen immer einige wichtige Informationen darüber, wann man zu Arzt muss und wie das Gesundheitsproblem behandelt werden kann. Folgende Punkte werden aufgeführt:

Wann zum Arzt: Wann man zum Arzt gehen sollte.

Schulmedizin: Wie die Schulmedizin die Krankheit behandelt.

Heilpflanzen: Heilkräuter, die sich zur Behandlung eignen.

Hausmittel: Geeignete Hausmittel

Schüsslersalze-Behandlung: Besonders geeignete Schüsslersalze

Weitere Schüssler-Salze: Zusätzliche Schüsslersalze

Hinweise zur Anwendung

Bei den einzelnen Anwendungsgebieten schlagen wir Behandlungsweisen mit Schüsslersalzen vor. Die meisten dieser Vorschläge beinhalten, dass man kurmäßig drei verschiedene Schüsslersalze in niedrigen Dosierungen einnimmt, eines morgens, eines mittags und das dritte am Abend:

- morgens: 2-3 Tabletten Mittel a
- mittags: 2-3 Tabletten Mittel b
- abends: 2-3 Tabletten Mittel c

Nach jeder Einnahme immer ein Glas Wasser trinken!

Man kann die Mittel jedoch auch anders einsetzen, wenn man andere Anwendungsvorlieben hat.

Weitere Anwendungsmöglichkeiten wären beispielsweise:

- 3mal täglich von jedem der drei Salze jeweils eine.
- Nur ein Mittel, das am besten passt.
- Alle Mittel, die in Frage kommen.
- Hochdosiert bis zu 100 Tabletten täglich aus der Salze-Mischung.

Anwendung- und Darreichungsformen bei:

Abbau von Giften

Durch Umweltverschmutzung und Ernährungsfehler können sich im Laufe der Zeit verschiedene Gifte, z.B. Schwermetalle, Stoffwechselendprodukte im Körper ansammeln.

Normalweise haben Leber und Nieren die Aufgabe, solche Gifte auszuscheiden, doch nicht immer gelingt ihnen das vollständig.

Mit einer gesunden Lebensführung und Naturheilmethoden kann man den Körper so stärken, dass die Gifte besser ausgeschieden werden können.

Wann zum Arzt: bei starken Gesundheitsbeschwerden.

Heilpflanzen: Brennnessel, Hauhechel, Süßholzwurzel

Hausmittel: Schwedenkräuter, Propolis, Kombucha, Wasser trinken

Schüsslersalze-Behandlung:

- morgens: 2-3 Tabletten Nr. 3 Ferrum Phosphoricum
- mittags: 2-3 Tabletten Nr. 8 Natrium Chloratum
- abends: 2-3 Tabletten Nr. 9 Natrium Phosphoricum

Weitere Schüssler-Salze: 5, 6, 25, 26

Abgespanntheit

Abgespanntheit kann viele Ursachen haben. Wenn man nicht weiß, warum man unter Abgespanntheit leidet, und diese über einen längeren Zeitraum hinweg anhält, sollte man einen Arzt aufsuchen, um die Ursache abklären zu lassen.

Wenn die Ursache für die Abgespanntheit bekannt ist, beispielsweise durch erhöhte Belastung, dann kann man die Schüsslersalze zur unterstützenden Behandlung der Abgespanntheit anwenden.

Die Schüsslersalze sollten bei Abgespanntheit jedoch nicht die einzige Behandlung sein. Wichtig wäre auch, dass man sich ausreichend ausruht, Bewegung an frischer Luft, eine ausgewogene Ernährung mit genügend Vitaminen, Mineralien und Spurenelementen.

Wann zum Arzt: Bei ungeklärter Ursache

Schulmedizin: Behandlung je nach Ursache

Heilpflanzen: Baldrian, Holunder, Johanniskraut, Melisse, Rosmarin

Hausmittel: Kalte Güsse, Wassertreten, Schwedenkräuter

Schüsslersalze-Behandlung:

- morgens: 2-3 Tabletten Nr. 2 Calcium Phosphoricum
- mittags: 2-3 Tabletten Nr. 5 Kalium Phosphoricum
- abends: 2-3 Tabletten Nr. 9 Natrium Phosphoricum

Weitere Schüssler-Salze: 3, 13, 14, 16, 17, 20, 22

Abwehrschwäche / Infektanfälligkeit

Viele Menschen leiden unter häufigen Infektionskrankheiten und stecken sich leicht an. Dahinter steckt meistens keine schlimme Erkrankung, sondern mehrere Faktoren wie Stress, Schlafmangel, Ernährungsfehler, Bewegungsmangel.

Wenn die Infektanfälligkeit jedoch sehr stark ausgeprägt ist, sollte man von einem Arzt untersuchen lassen, ob nicht doch mehr dahinter steckt.

Zur Stärkung der Infektabwehr hilft meistens Bewegung an frischer Luft, Wechselduschen und ausreichend schlafen.

Wann zum Arzt: Bei sehr häufigen Infektionen

Heilpflanzen: Sonnenhut (Echinacea)

Hausmittel: Kaltwasser-Anwendungen, Schwedenkräuter

Schüsslersalze-Behandlung:

- morgens: 2-3 Tabletten Nr. 3 Ferrum Phosphoricum
- mittags: 2-3 Tabletten Nr. 6 Kalium Sulfuricum
- abends: 2-3 Tabletten Nr. 7 Magnesium Phosphoricum

Weitere Schüssler-Salze: 1, 2, 5, 11, 15, 16, 19, 21, 23

Akne - Pickel

Bei der Behandlung der Akne ist es wichtig, dass die betroffene Haut regelmäßig gut gereinigt wird. Auch sollte man keine Cremes verwenden, die zu viel Fett enthalten oder Substanzen, die die Mitesser-Bildung fördern.

Mit Schüsslersalze-Tablettenbrei kann man auf der betroffenen Hautstelle eine Auflage machen. Dies kann Entzündungsprozesse verringern.

Wann zum Arzt: Bei sehr starker Akne

Schulmedizin: Vitamin-A-Säure

Heilpflanzen: Kamille, Kampfer, Schafgarbe,

Hausmittel: Gesichtsdampfbad, Schwedenkräuter

Schüsslersalze-Behandlung:

- morgens: 2-3 Tabletten Nr. 9 Natrium Phosphoricum
- mittags: 2-3 Tabletten Nr. 10 Natrium Sulfuricum
- abends: 2-3 Tabletten Nr. 11 Silicea
- Außerdem: Tablettenbrei mit 9 und 10 auf Pickel auftragen.

Weitere Schüssler-Salze: 1, 3, 4, 12, 14, 15, 21, 24

Allergien

Die Neigung zu Allergien wird immer häufiger. Zum einen wird eine Allergieneigung vererbt, aber oft ist es erst das Aufwachsen in einer schmutzarmen Umgebung, das einer Allergie zum Ausbruch verhilft.

Bei einer Allergie kommt es zu einer sofortigen Körperreaktion auf kleinste Mengen eines Allergieauslösers.

Die häufigste Allergie ist der Heuschnupfen, aber auch Nahrungsmittelallergien sind relativ verbreitet. Im Unterschied zu einer Unverträglichkeit kommt es bei einer Nahrungsmittelallergie schon bei kleinsten Mengen des Nahrungsmittels zu einer sofortigen heftigen Reaktion, z.B. Atemnot, Anschwellen im Hals und Gesicht.

Wann zum Arzt: in schweren Fällen

Schulmedizin: Antiallergische Medikamente, Desensibilisierung

Heilpflanzen: Augentrost, Huflattich, Pestwurz

Hausmittel: Schwedenkräuter, Kaltwasser-Anwendungen

Schüsslersalze-Behandlung:

- morgens: 2-3 Tabletten Nr. 3 Ferrum Phosphoricum
- mittags: 2-3 Tabletten Nr. 4 Kalium Chloratum
- abends: 2-3 Tabletten Nr. 8 Natrium Chloratum

Weitere Schüssler-Salze: 2, 6, 7, 10, 13, 14, 17, 24

Appetitlosigkeit

Mangelnder Appetit entsteht oft als Folge von Krankheiten oder bei viel Stress. Manchmal ist auch nur der Appetit auf richtige Mahlzeiten eingeschränkt und man stillt den Hunger dann mit schnellen Snacks und Süßigkeiten, die gerade erreichbar sind.

Schüsslersalze können helfen, den Appetit wieder in richtige Bahnen zu lenken. Heißhunger auf Snacks und Süßigkeiten können gelindert werden.

Wann zum Arzt: Bei länger andauernder ungeklärter Appetitlosigkeit

Schulmedizin: Behandlung der Ursache

Heilpflanzen: Angelika, Basilikum, Enzian, Wermut

Hausmittel: Bitteres, Hühnersuppe, frische Luft, Schwedenkräuter

Schüsslersalze-Behandlung:

- morgens: 2-3 Tabletten Nr. 2 Calcium Phosphoricum
- mittags: 2-3 Tabletten Nr. 3 Ferrum Phosphoricum
- abends: 2-3 Tabletten Nr. 8 Natrium Chloratum

Weitere Schüssler-Salze: 7, 15, 22

Arthrose

Bei Arthrose nutzen sich die Knorpel der Gelenke ab. Dadurch fallen Bewegungen schwer und sind auch schmerzhaft.

Um die Abnutzung der Knorpel zu verzögern, ist es vor allem wichtig, sich regelmäßig zu bewegen. Denn durch die Bewegung wird in der Gelenkkapsel die Gelenkschmiere gebildet. Die Gelenkschmiere schmiert das gesamte Gelenk und verhindert dadurch weitere Abnutzung.

Außerdem ist es wichtig, dass man regelmäßig viel trinkt (2-3 Liter/Tag). Die bekannteste Heilpflanze zur Behandlung der Arthrose ist die Teufelskralle. Man erhält Teufelskralle in zahlreichen Fertigpräparaten.

Mithilfe von Schüsslersalzen kann man die Arthrose sowohl innerlich als auch äußerlich behandeln.

Wann zum Arzt: Bei starker Bewegungseinschränkung

Schulmedizin: Schmerzmittel, Salben, Künstliche Gelenke

Heilpflanzen: Teufelskralle, Beinwell, Kampfer

Hausmittel: Regelmäßige Bewegung, Gelatine-Kapseln, Viel trinken, Schwedenkräuter

Schüsslersalze-Behandlung:

- morgens: 2-3 Tabletten Nr. 1 Calcium Fluoratum
- mittags: 2-3 Tabletten Nr. 8 Natrium Chloratum
- abends: 2-3 Tabletten Nr. 11 Silicea

Weitere Schüssler-Salze: 2, 3, 6, 9, 12, 17

Asthma

Bronchialasthma ist eine chronische Erkrankung, bei der es zu Atemnot-Anfällen kommt. Dabei ist die Ausatmung erschwert, auch wenn es dem Betroffenen so scheint, als könnte er nicht einatmen.

Häufig geht Asthma mit der Neigung zu Allergien und Hauterkrankungen wie Neurodermitis einher.

Wann zum Arzt: Bei Verdacht auf Asthma. Bei schwerer Atemnot Notarzt rufen!

Schulmedizin: Asthma-Spray, Kortison

Heilpflanzen: Huflattich, Kiefer, Spitzwegerich

Hausmittel: Inhalation mit Meersalz

Schüsslersalze-Behandlung:

- morgens: 2-3 Tabletten Nr. 5 Kalium Phosphoricum

- mittags: 2-3 Tabletten Nr. 6 Kalium Sulfuricum
- abends: 2-3 Tabletten Nr. 10 Natrium Sulfuricum

Weitere Schüssler-Salze: 4, 7, 8, 13, 14, 19, 21, 24

Aufgesprungene Hände

Die Haut der Hände wird durch Trockenheit und Kontakt mit Putzmitteln stark beansprucht. Sie kann dadurch aufreißen und schmerzen.

Wann zum Arzt: Bei starken Entzündungen

Schulmedizin: Pflege durch Handcremes.

Heilpflanzen: Ringelblume, Kamille, Beinwell

Hausmittel: Kartoffel-Creme, Schwedenkräuter

Schüsslersalze-Behandlung:

- morgens: 2-3 Tabletten Nr. 1 Calcium Fluoratum
- mittags: 2-3 Tabletten Nr. 2 Calcium Phosphoricum
- abends: 2-3 Tabletten Nr. 6 Kalium Sulfuricum
- Schüssler-Salbe Nr. 1 Calcium Fluoratum zum Einreiben

Weitere Schüssler-Salze: 8, 13, 16, 20

Augenschmerzen

Augen können durch Überanstrengungen, lange Bildschirmarbeit, Zugluft oder Infektionen schmerzhaft gereizt sein oder sich gar entzünden.

Gegen gereizte Augen helfen feuchtigkeits-fördernde Augentropfen, die rezeptfrei in Apotheken und Drogerien erhältlich sind.

Wann zum Arzt: Bei Sehstörungen und Eiterung

Schulmedizin: Augentropfen

Heilpflanzen: Keine Heilpflanzen im Auge anwenden!

Hausmittel: Augen mit hohler Hand 1-5 Minuten lang zu halten, Schwedenkräuter

Schüsslersalze-Behandlung:

- morgens: 2-3 Tabletten Nr. 7 Magnesium Phosphoricum
- mittags: 2-3 Tabletten Nr. 8 Natrium Chloratum
- abends: 2-3 Tabletten Nr. 11 Silicea

Weitere Schüssler-Salze: 3, 4, 6, 10, 16, 21

Ausschläge

Bei einem plötzlich auftretenden Ausschlag mit unbekannter Ursache, ist es wichtig, dass man zunächst die Ursache feststellt.

Mit Schüsslersalzen kann man die unangenehmen Erscheinungen eines Ausschlages etwas lindern.

Die betroffenen Stellen können mit Schüsslersalze-Salbe oder Creme eingerieben werden.

Die Schüsslersalze können den Juckreiz des Ausschlages lindern und auch bremsend auf die Entzündungsprozesse einwirken.

Wann zum Arzt: Bei ungeklärter Ursache

Schulmedizin: Manchmal juckreizlindernder Puder

Heilpflanzen: Birke, Ehrenpreis, Kamille, Lavendel,

Hausmittel: Puder, Schwedenkräuter

Schüsslersalze-Behandlung:

- morgens: 2-3 Tabletten Nr. 2 Calcium Phosphoricum
- mittags: 2-3 Tabletten Nr. 3 Ferrum Phosphoricum
- abends: 2-3 Tabletten Nr. 10 Natrium Sulfuricum

Weitere Schüssler-Salze: 4, 8, 9, 11, 14, 22, 23, 24

Beulen

Beulen entstehen durch stumpfe Verletzungen.

Die meisten Beulen sind schmerzhaft, aber im allgemeinen harmlos.

Am Anfang sollte eine Beule kalt behandelt werde. Durch die Kälte verengen sich die verletzten Blutgefäße. Die Schwellung bleibt gering.

Wann zum Arzt: Bei sehr großen Beulen oder starken Schmerzen

Schulmedizin: Heparin-Salben, Abschwellende Salben

Heilpflanzen: Arnika, Beinwell, Johanniskraut, Kampfer

Hausmittel: Eispackungen, Schwedenkräuter-Umschlag

Schüsslersalze-Behandlung:

- Bei Bedarf: Je 2-3 Tabletten Nr. 3 Ferrum Phosphoricum und Nr. 7 Magnesium Phosphoricum
- Heißgetränk mit Nr. 3 gleich nach der Verletzung
- Schüssler-Salbe Nr. 3 Ferrum Phosphoricum zum Einreiben

Bindegewebsschwäche

Ein schwaches Bindegewebe kann viele Auswirkungen haben. Typische Beschwerden durch Bindegewebsschwäche sind Krampfadern, Leistenbruch, Schwangerschaftsstreifen, schlaffe Haut, Falten.

Die Neigung zu schwachem Bindegewebe ist meistens angeboren. Durch die Lebensweise, Ernährung und Mineralstoffversorgung kann die Elastizität und Stärke des Bindegewebes jedoch beeinflusst werden.

Wichtig ist regelmäßige Bewegung, ausreichend trinken und eine ausgewogene Ernährung.

Wann zum Arzt: Bei Verletzungen, z.B. Verstauchung.

Schulmedizin: Regelmäßiger Sport

Heilpflanzen: Ackerschachtelhalm

Hausmittel: Ausreichend trinken, Einreibungen

Schüsslersalze-Behandlung:

- morgens: 2-3 Tabletten Nr. 1 Calcium Fluoratum
- mittags: 2-3 Tabletten Nr. 8 Natrium Chloratum
- abends: 2-3 Tabletten Nr. 11 Silicea
- Schüssler-Salbe Nr. 11 Silicea zum Einreiben

Weitere Schüssler-Salze: 17, 18, 19

Blähungen - Meteorismus

Bei Blähungen bilden sich Gase in den Därmen. Diese Gase können durch Verdauungsprozesse entstehen, beispielsweise weil man bestimmte Nahrungsmittel nicht verträgt. Häufig gehen Blähungen als Winde ab. Das kann zwar unerfreulich riechen, bringt dem Betroffenen jedoch Erleichterung.

Wenn die Winde nicht abgehen, sammelt sich immer mehr Luft im Bauchraum. Dies kann sehr schmerzhaft werden. Bei schmerzhaften Blähungen legt man am besten eine Wärmflasche auf den Bauch. Auch zahlreiche Heilkräuter helfen gegen Blähungen, die man am besten als Tee in kleinen Schlucken trinkt.

Mit Schüsslersalzen kann man die Blähungen sowohl innerlich als auch äußerlich behandeln. Innerlich zur Verdauungsstärkung und Entkrampfung. Äußerlich als warmer Umschlag oder Salbeneinreibung im Uhrzeigersinn.

Wann zum Arzt: Wenn die Schmerzen sehr stark sind und auch andere Ursachen haben könnten, z.B. Gallenkolik, Blinddarmentzündung

Schulmedizin: Entkrampfende Mittel

Heilpflanzen: Fenchel, Anis, Kümmel, Angelika, Kalmus

Hausmittel: Wärmflasche, warmer Umschlag, Schwedenkräuter

Schüsslersalze-Behandlung:

- morgens: 2-3 Tabletten Nr. 3 Ferrum Phosphoricum
- mittags: 2-3 Tabletten Nr. 7 Magnesium Phosphoricum
- abends: 2-3 Tabletten Nr. 11 Silicea
- in akuten Fällen: Nr. 7 Magnesium Phosphoricum als Heiße 7
- Schüssler-Salbe 3, 7 oder 11 zum Einreiben des Bauches

Weitere Schüssler-Salze: 5, 6, 9, 10, 16, 19, 20

Blaue Flecken - Hämatome

Blaue Flecken entstehen meist durch stumpfe Verletzungen. Wenn man weiß, bei welcher Verletzung ein blauer Fleck entstanden ist, und wenn dieser nicht all zu groß ist, ist der blaue Fleck im allgemeinen harmlos und kann selbst behandelt werden.

Blaue Flecken werden zu Anfang am besten kalt behandelt, damit sich die Verletzten Blutgefäße zusammenziehen.

Wann zum Arzt: Bei mehreren blauen Flecken mit unklarer Ursache

Schulmedizin: Heparin-Salbe

Heilpflanzen: Arnika, Beinwell, Johanniskraut, Kampfer

Hausmittel: Eispackungen, Schwedenkräuter-Umschlag

Schüsslersalze-Behandlung:

- Bei Bedarf: Je 2-3 Tabletten Nr. 3 Ferrum Phosphoricum und Nr. 7 Magnesium Phosphoricum
- Heißgetränk mit Nr. 3 gleich nach der Verletzung
- Schüssler-Salbe Nr. 3 Ferrum Phosphoricum zum Einreiben

Blutarmut - Anämie

Blutarmut (Anämie) kann verschiedene Ursachen haben. Es ist wichtig, dass man bei Blutarmut die Ursache herausfindet. Dazu muss man meistens einen Arzt aufsuchen.

Eine häufige Ursache für Blutarmut sind lange und starke Menstruationsblutungen. Auch Eisenmangel aufgrund von Ernährungsstörungen kann eine Ursache für Blutarmut sein.

Bei Blutarmut wird man blass, was man vor allem an den Lippen erkennen kann. Außerdem besteht ausgeprägte Schwäche, Infektanfälligkeit und Wundheilungsstörungen.

Wann zum Arzt: Um die Ursache herauszufinden.

Schulmedizin: Eisenpräparate

Heilpflanzen: Brennnessel, Ginseng, Tausendgüldenkraut, Enzian

Hausmittel: Rotes Fleisch, Rote Beete essen, Schwedenkräuter

Schüsslersalze-Behandlung:

- morgens: 2-3 Tabletten Nr. 2 Calcium Phosphoricum
- mittags: 2-3 Tabletten Nr. 3 Ferrum Phosphoricum
- abends: 2-3 Tabletten Nr. 8 Natrium Chloratum

- in schweren Fällen zusätzlich täglich Nr. 3 als Heißgetränk

Weitere Schüssler-Salze: 13, 17, 21, 27

Bluthochdruck

Viele Menschen leiden ab dem mittleren Alter unter Bluthochdruck. Auch wenn der hohe Blutdruck selbst oft kaum für starke Beschwerden sorgt, kann er gefährliche Folgen haben, wie beispielsweise Herzinfarkt oder Schlaganfall.

In vielen Fällen ist die Neigung zu hohem Blutdruck angeboren. Aber eine entspannte Lebensweise, regelmäßige Bewegung, ausreichend trinken und eine gesunde Ernährung kann viel dazu beitragen, dass sich der hohe Blutdruck in vertretbaren Grenzen hält.

Wann zum Arzt: Bei Verdacht auf Bluthochdruck

Schulmedizin: Medikamente, z.B. Betablocker, Diuretika

Heilpflanzen: Mistel, Berberitze, Knoblauch

Hausmittel: Bewegung, viel trinken

Schüsslersalze-Behandlung:

- morgens: 2-3 Tabletten Nr. 3 Ferrum Phosphoricum
- mittags: 2-3 Tabletten Nr. 5 Kalium Phosphoricum
- abends: 2-3 Tabletten Nr. 7 Magnesium Phosphoricum

Weitere Schüssler-Salze: 8, 15, 16, 25

Borreliose - Lyme-Krankheit

Die Borreliose ist eine neue Erkrankung, die Bakterien verursacht wird, die von Zecken übertragen werden.

Bei der Borreliose kann es zu zahlreichen verschiedenen Krankheitserscheinungen kommen. Besonders ausgeprägt sind Schwäche, Entzündungen, Gelenkprobleme, Schmerzen und neurologische Beschwerden.

Zu Beginn der Erkrankung entzündet sich oft die Biss-Stelle der Zecke mit einer wandernden Rötung.

Wenn man den Körper nach einem Aufenthalt im Freien sofort nach Zecken absucht und diese gleich entfernt, besteht kaum Borreliose-Gefahr, weil die Erreger meist erst nach 24 Stunden von der Zecke auf den Menschen über gehen.

Die Borreliose sollte unbedingt so früh wie möglich mit Antibiotika behandelt werden. Zusätzlich ist meistens noch eine Nachbehandlung nötig, beispielsweise mit Kardentinktur oder Schwedenkräutern.

Wann zum Arzt: Bei entzündlich geröteten Zeckenstichen

Schulmedizin: Antibiotika

Heilpflanzen: Karden-Wurzel

Hausmittel: Lange Hosen, Zecken schnell entfernen, Schwedenkräuter

Schüsslersalze-Behandlung: Begleitend zu Antibiotika:

- morgens: 2-3 Tabletten Nr. 3 Ferrum Phosphoricum
- mittags: 2-3 Tabletten Nr. 5 Kalium Phosphoricum
- abends: 2-3 Tabletten Nr. 12 Calcium Sulfuricum
- Schüssler-Salbe Nr. 3. auf die Bissstelle

Weitere Schüssler-Salze: 18

Brandwunden

Brandwunden können sehr unterschiedlich schlimm sein. Das reicht von der kleinen, harmlosen aber schmerzhaften Verbrennung ersten Grades bis hin zu großflächigen Verbrennungen dritten Grades, die einen Aufenthalt auf der Intensivstation erfordern.

Schwere oder großflächige Brandwunden sind nicht geeignet für die Selbstbehandlung. Je nach Schweregrad sollte man sofort einen Arzt aufsuchen oder den Notarzt rufen.

Die kleine, harmlose Verbrennung kann man jedoch selbst behandeln.

Wichtig: Sofort nach der Verbrennung sollte man für etwa 10 min lang kaltes Wasser über die Verbrennungsstelle laufen lassen.

Erst nach der kalten Wasserbehandlung können Schwedenkräuter den weiteren Heilungsvorgang fördern.

Wann zum Arzt: Bei größeren und schwerwiegenden Verbrennungen

Schulmedizin: Eventuell schmerzstillendes Gel

Heilpflanzen: Aloe vera Gel, Johanniskraut, Ringelblume

Hausmittel: Kaltes Wasser, Schwedenkräuter

Schüsslersalze-Behandlung:

- morgens: 2-3 Tabletten Nr. 3 Ferrum Phosphoricum
- mittags: 2-3 Tabletten Nr. 7 Magnesium Phosphoricum
- abends: 2-3 Tabletten Nr. 8 Natrium Chloratum
- in akuten Fällen: Nr. 3 und Nr. 7 als Heißgetränk
- Schüssler-Salbe Nr. 3 bei leichten Verbrennungen

Brustspannen

Schmerzhaft gespannte Brüste treten häufig vor der Menstruationsblutung auf. Auch zu Beginn der Wechseljahre kommt es häufig zu Brustspannen.

Wenn Brustspannen häufiger auftritt, kann man es mit Mönchspfeffer-Präparaten oder Progesteron behandeln.

Zur Linderung kann man kühle Schüsslersalze-Umschläge auflegen.

Wann zum Arzt: Wenn die Schmerzen stark sind oder länger anhalten

Schulmedizin: Progesteron-Gel

Heilpflanzen: Schafgarbe, Frauenmantel, Kampfer

Hausmittel: Kalter Umschlag, Quarkumschlag, Heilerde, Schwedenkräuter

Schüsslersalze-Behandlung:

- morgens: 2-3 Tabletten Nr. 1 Calcium Fluoratum
- mittags: 2-3 Tabletten Nr. 3 Ferrum Phosphoricum
- abends: 2-3 Tabletten Nr. 9 Natrium Phosphoricum
- Schüssler-Salbe Nr. 1 zum Einreiben

Weitere Schüssler-Salze: 14, 17, 25

Cellulite

Die Oberschenkel vieler Frauen sind von Cellulite betroffen, die im Volksmund auch Orangenhaut genannt wird. Häufig geht Cellulite mit Übergewicht einher. Doch auch sehr schlanke Frauen können Cellulite bekommen.

Regelmäßige Bewegung es kann gegen Cellulite verhelfen. Auch regelmäßiges Eincremen der betroffenen Stelle verringert die Eindellungen des Hautgewebes.

Mit einer Schüsslersalze -Creme kann man die betroffenen Stellen regelmäßig einreiben. Zur Verstärkung der Wirkung kann man ergänzend etwa einmal in der Woche einen Schüsslersalze-Umschlag anlegen.

Wann zum Arzt: Bei Schmerzen im betroffenen Bereich

Schulmedizin: Gymnastik, Sport

Heilpflanzen: Birke, Efeu, Heidekraut, Minze

Hausmittel: Heilerde-Umschläge, Einreibungen, Schwedenkräuter

Schüsslersalze-Behandlung:

- morgens: 2-3 Tabletten Nr. 8 Natrium Chloratum
- mittags: 2-3 Tabletten Nr. 9 Natrium Phosphoricum
- abends: 2-3 Tabletten Nr. 11 Silicea
- Schüssler-Salbe Nr. 11 zum Einreiben

Weitere Schüssler-Salze: 10

Durchblutungsstörungen

Vielerlei Beschwerden können durch Durchblutungsstörungen ausgelöst werden. Das reicht von kalten Händen und kalte Füßen bis hin zu Ameisenlaufen, Kopfschmerzen und Sehstörungen.

Wenn man unter Durchblutungsstörungen leidet, sollte man unbedingt ausreichend trinken (2-3 l täglich). Regelmäßige Bewegung ist wichtig.

Schüsslersalze kann man innerlich einnehmen, um die Durchblutung von innen her zu verbessern.

Außerdem kann man die schlecht durchbluteten Stellen mit Schüsslersalze -Creme einreiben.

Wann zum Arzt: Bei Schmerzen durch Durchblutungsstörungen

Schulmedizin: Evtl. blutverdünnende Mittel

Heilpflanzen: Ginkgo, Kiefer, Rosmarin, Kampfer

Hausmittel: Wasseranwendungen, Schwedenkräuter

Schüsslersalze-Behandlung:

- morgens: 2-3 Tabletten Nr. 1 Calcium Fluoratum
- mittags: 2-3 Tabletten Nr. 2 Calcium Phosphoricum
- abends: 2-3 Tabletten Nr. 7 Magnesium Phosphoricum

Weitere Schüssler-Salze: 3, 5, 17, 18

Eiterungen

Eiterungen werden durch bakterielle Infektionen verursacht. Der Eiter ist ein Abfallprodukt des Entzündungsvorgangs. Eiter kommt bei Hautabschürfungen, Furunkeln und auch bei inneren Infektionen vor.

Wann zum Arzt: Bei starken Eiterungen, Fieber

Schulmedizin: Desinfektion, Antibiotika

Heilpflanzen: Thymian, Teebaum, Arnika, Bockshornklee, Kamille

Hausmittel: Heilerde, Schwedenkräuter

Schüsslersalze-Behandlung:

- morgens: 2-3 Tabletten Nr. 6 Kalium Sulfuricum
- mittags: 2-3 Tabletten Nr. 9 Natrium Phosphoricum
- abends: 2-3 Tabletten Nr. 12 Calcium Sulfuricum
- Umschläge mit Nr. 12 Calcium Sulfuricum

Weitere Schüssler-Salze: 5, 11, 18

Entzündungen

Entzündungen können verschiedenste Ursachen haben, z.B. Krankheitserreger, physikalische oder chemische Reize.

Sie zeichnen sich aus durch Schmerzen, Rötung, Schwellung und Beeinträchtigung der Funktion.

In der Biochemie nach Dr. Schüßler unterscheidet man drei Stadien einer Entzündung. Je nach Entzündungsstadium passt ein anderes Schüssler-Salz.

Wann zum Arzt: Bei starken Schmerzen oder Fieber

Schulmedizin: Antibiotika, entzündungshemmende Mittel

Heilpflanzen: Kamille, Ringelblume, Thymian, Myrrhe

Hausmittel: Heilerde, Quarkwickel, Kohlwickel, Schwedenkräuter

Schüsslersalze-Behandlung:

- 1.Stadium : 3x je 2-3 Tabletten Nr. 3 Ferrum Phosphoricum
- 2.Stadium : 3x je 2-3 Tabletten Nr. 4 Kalium Chloratum

- 3.Stadium : 3x je 2-3 Tabletten Nr. 6 Kalium Sulfuricum

Weitere Schüssler-Salze: 1

Epilepsie

Bei Epilepsie kommt es zu Krampfanfällen. Das bedeutet, man wird bewusstlos, fällt zu Boden und bewegt sich krampfartig zuckend. Es gibt auch kleinere Anfälle, bei denen man nur kurzzeitig das Bewusstsein verliert und für andere wie abwesend erscheint.

Es versteht sich heutzutage jedoch von selbst, dass man eine neu auftretende Epilepsie nicht alleine mit Schwedenkräutern behandelt.

Man sollte die Krankheit zunächst von einem Arzt diagnostizieren und medikamentös einstellen lassen. Dann kann man versuchsweise ergänzend auch Schüsslersalze einsetzen, sofern der Arzt dies erlaubt.

Wann zum Arzt: Wenn epileptische Anfälle auftreten.

Schulmedizin: Medikamente

Heilpflanzen: Johanniskraut, Gänsefingerkraut, Lavendel

Hausmittel: Ruhiges Leben führen, Schwedenkräuter

Schüsslersalze-Behandlung:

- morgens: 2-3 Tabletten Nr. 2 Calcium Phosphoricum
- mittags: 2-3 Tabletten Nr. 3 Ferrum Phosphoricum
- abends: 2-3 Tabletten Nr. 7 Magnesium Phosphoricum

Weitere Schüssler-Salze: 4, 13, 19

Erkältung

Die häufigsten Beschwerden bei Erkältungen sind Schnupfen, Husten, Halsschmerzen und manchmal auch Fieber.

Wenn man die Erkältung kommen spürt, kann man die Nr. 3 der Schüsslersalze, Ferrum Phosphoricum als Heißgetränk einnehmen und in kleinen Schlucken trinken. Wenn man Glück hat, verhindert diese Maßnahme, dass die Erkältung ausbricht.

Wenn die Erkältung erst einmal ausgebrochen ist, kann man ihre Dauer meistens nicht wesentlich beeinflussen. Doch die Schwere der Symptome lässt sich mit einer geeigneten Behandlung erheblich lindern.

Wann zum Arzt: Bei Fieber über 39°C

Schulmedizin: Medikamente zum Lindern der Symptome

Heilpflanzen: Kamille, Pfefferminze, Holunder, Fenchel, Lindenblüten

Hausmittel: Dampfbad, Zwiebelsirup, Brustbalsam, Schwedenkräuter

Schüsslersalze-Behandlung:

- morgens: 2-3 Tabletten Nr. 3 Ferrum Phosphoricum
- mittags: 2-3 Tabletten Nr. 5 Kalium Phosphoricum
- abends: 2-3 Tabletten Nr. 10 Natrium Sulfuricum
- Bei Bedarf: Nr. 3 Ferrum Phosphoricum als Heißgetränk

Weitere Schüssler-Salze: 17, 22, 23, 27

Essstörungen

Viele Menschen leiden unter Essstörungen. Probleme mit dem Essen können sich ganz unterschiedlich äußern. Manche Betroffene essen zu viel, andere zu wenig und wieder andere Nahrungsmittel, die ihnen nicht gut bekommen.

Häufig sind psychische Probleme die Ursache für Essstörungen. Daher sollte man nach solchen seelischen Schwierigkeiten suchen, wenn man die Ursache herausfinden will.

Wann zum Arzt: Bei schweren Essstörungen

Schulmedizin: Psychotherapie

Heilpflanzen: Angelika, Enzian, Wegwarte

Hausmittel: Schwedenkräuter

Schüsslersalze-Behandlung:

- morgens: 2-3 Tabletten Nr. 2 Calcium Phosphoricum
- mittags: 2-3 Tabletten Nr. 7 Magnesium Phosphoricum
- abends: 2-3 Tabletten Nr. 9 Natrium Phosphoricum

Weitere Schüssler-Salze: 22

Fieber

Bei Fieber erhöht sich die Körpertemperatur. Dies ist im Grunde genommen eine sinnvolle Maßnahme des Körpers, um Krankheitserreger zu zerstören. Fieber ist also in erster Linie eine körpereigene Heilmethode. Allerdings ist Fieber auch ein deutliches Zeichen, dass man krank ist.

Wenn Fieber sehr hoch wird, über 39,5°C, dann wird die Belastung für den Körper so groß, dass Fieber schädlich wird. Solch hohes Fieber sollte möglichst gesenkt werden. Ab 40°C Körpertemperatur sollte unbedingt der Arzt gerufen werden.

Zum Senken des Fiebers haben sich kühle Wadenwickel bewährt. Die Wadenwickel kann man mit verdünnten Schwedenkräutern verstärken.

Wann zum Arzt: Wenn das Fieber über 39,5°C ansteigt

Schulmedizin: Fiebersenkende Mittel

Heilpflanzen: Holunder, Lindenblüten, Mädesüß

Hausmittel: Wadenwickel, Schwedenkräuter

Schüsslersalze-Behandlung:

- Leichtes Fieber: 3x je 2-3 Tabletten Nr. 3 Ferrum Phosphoricum
- Höheres Fieber: 3x je 2-3 Tabletten Nr. 5 Kalium Phosphoricum
- Bei Bedarf: Nr. 3 Ferrum Phosphoricum als Heißgetränk

Weitere Schüssler-Salze: 24

Frühjahrsmüdigkeit

Ausgerechnet wenn im Frühling das Wetter wieder wärmer wird, sind viele Menschen ständig müde. Diese Frühjahrsmüdigkeit ist eine typische Folge des Winters mit seinen langen Nächten, wenig Bewegung und wenig frischer Nahrung.

Gegen die Frühjahrsmüdigkeit hilft guter Schlaf und eine vitaminreiche Ernährung.

Heilpflanzen: Brennnessel, Bärlauch, Birke, Löwenzahn

Hausmittel: Schwedenkräuter, Wechselduschen

Schüsslersalze-Behandlung:

- morgens: 2-3 Tabletten Nr. 2 Calcium Phosphoricum
- mittags: 2-3 Tabletten Nr. 6 Kalium Sulfuricum
- abends: 2-3 Tabletten Nr. 10 Natrium Sulfuricum

Weitere Schüssler-Salze: 3, 8, 9, 18, 23

Furunkel / Karbunkel

Furunkel sind wie besonders dicke Pickel. Die Talgdrüse eines Körperhaares ist entzündet und schmerzt. Es kommt zu einer rötlichen Schwellung. Nach einer Weile entsteht Eiter, der manchmal durch die Haut hindurch als gelblicher Fleck zu sehen ist.

Furunkel treten häufig im Bereich des Gesäßes auf. Man hat dann Schmerzen beim Sitzen. Auch andere Stellen, die viel Druck aushalten müssen, sind oft von Furunkeln betroffen.

Bei häufigen und sehr schmerzhaften Furunkeln sollte man unbedingt einen Arzt aufsuchen. Nur kleine Furunkel darf man selbst behandeln.

Wichtig ist es, dass man den Bereich rund um den Furunkel sehr sauber hält, damit sich die Krankheits-Erreger nicht weiter ausbreiten können.

Mit Schüsslersalze-Salbe kann man einen Umschlag machen, den man mehrere Stunden oder über Nacht aufliegen lässt. Bei Bedarf kann man den Umschlag wiederholen. Der Schüsslersalze-Umschlag hilft dem Furunkel beim Heranreifen.

Entweder schrumpft der Furunkel dann von selber oder er öffnet sich und der Eiter entleert sich. In diesem Fall sollte man die offene Stelle anschließend sehr sorgfältig mit einer desinfizierenden Lösung reinigen und anschließend mit einem Pflaster schützen.

Wann zum Arzt: Bei sehr schmerzhaften oder häufigen Furunkeln

Schulmedizin: Zugsalbe, Antibiotika, chirurgische Öffnung

Heilpflanzen: Bockshornklee, Myrrhe, Arnika, Kamille, Teebaum

Hausmittel: Heilerde, Propolis, Schwedenkräuter

Schüsslersalze-Behandlung:

- Am Anfang: 3x je 2-3 Tabletten Nr. 3 Ferrum Phosphoricum
- Bei Eiterung: 3x je 2-3 Tabletten Nr. 12 Calcium Sulfuricum
- Zur Abheilung: 3x je 2-3 Tabletten Nr. 11 Silicea
- Zusätzlich Umschläge mit dem jeweils passenden Salz

Weitere Schüssler-Salze: 1, 18, 19

Gallenkolik

Bei einer Gallenkolik versucht die Galle einen Gallenstein auszutreiben. Wenn es bei diesem Versuch zu Blockierungen in den Gallenwegen kommt, gibt es in der Gallenblase eine Stauung. Sie schwillt schmerzhaft an und zieht sich krampfartig zusammen.

Dadurch kommt es zu starken Schmerzen im rechten Oberbauch. Gallenkoliken können nach besonders schweren Mahlzeiten auftreten, aus heiterem Himmel oder wenn man eine Fastenkur macht.

Beim ersten Auftreten einer Gallen-Kolik sollte man unbedingt einen Arzt aufsuchen, um die Situation in der Gallenblase abklären zu lassen. Wenn die Schmerzen sehr stark sind, muss der Notarzt gerufen werden.

Wann zum Arzt: Bei starken Schmerzen

Schulmedizin: Entkrampfende Mittel, Schmerzmittel, Operation

Heilpflanzen: Gänsefingerkraut, Kümmel

Hausmittel: Wärmflasche, Propolis, Schwedenkräuter

Schüsslersalze-Behandlung:

- als heiße Sieben: Nr. 7 Magnesium Phosphoricum
- Schüssler-Salbe Nr. 7 zum Einreiben

Weitere Schüssler-Salze: 19, 23

Gallenschwäche

Die Gallenblase dient der Aufbewahrung des Gallensaftes. Der Gallensaft wird für die Fettverdauung gebraucht und von der Leber hergestellt.

Wenn die Gallenblase schwach ist, kann sie nicht genügend Gallensaft speichern. Bei fettreichen Mahlzeiten steht dann nicht genügend Gallensaft zur Verdauung zur Verfügung.

Mit Schüsslersalzen kann man die Leber anregen, mehr Gallensaft zu produzieren. Außerdem wird die Gallenblase gestärkt.

Zur Behandlung der Gallenschwäche kann man die Schüsslersalze innerlich anwenden. Außerdem kann man etwa einmal in der Woche einen Leber-Umschlag auflegen.

Wann zum Arzt: Bei erheblichen Verdauungsbeschwerden

Schulmedizin: Medikamente

Heilpflanzen: Mariendistel, Löwenzahn, Eberwurz, Enzian, Wermut

Hausmittel: Propolis, Schwedenkräuter

Schüsslersalze-Behandlung:

- morgens: 2-3 Tabletten Nr. 3 Ferrum Phosphoricum
- mittags: 2-3 Tabletten Nr. 9 Natrium Phosphoricum
- abends: 2-3 Tabletten Nr. 10 Natrium Sulfuricum

Weitere Schüssler-Salze: 16, 19, 23

Gallensteine

Gallensteine (Gallengrieß) entstehen wenn der Gallensaft in der Gallenblase zu konzentriert ist. Durch die hohe Konzentration bilden sich Kristalle, die zu Steinen heranwachsen.

Gallensteine können entstehen, wenn man nicht genug trinkt. Daher ist es wichtig, immer 2-3 l Wasser täglich zu trinken. Außerdem gibt es mehrere Faktoren, die die Entstehung von Gallensteine fördern, beispielsweise familiäre Veranlagung, Übergewicht, mittleres Lebensalter, heller Hauttyp und Östrogen-Dominanz.

Wann zum Arzt: Bei Schmerzen im rechten Oberbauch

Schulmedizin: Medikamente, Operation

Heilpflanzen: Mariendistel, Löwenzahn, Eberwurz, Enzian, Wermut

Hausmittel: Wasser trinken, Propolis, Schwedenkräuter

Schüsslersalze-Behandlung:

- morgens: 2-3 Tabletten Nr. 1 Calcium Fluoratum
- mittags: 2-3 Tabletten Nr. 2 Calcium Phosphoricum
- abends: 2-3 Tabletten Nr. 9 Natrium Phosphoricum

Weitere Schüssler-Salze: 7, 10, 11, 16, 19, 23

Geburt

Eine Geburt ist zwar alles andere als eine Krankheit, aber meistens braucht sie medizinische Unterstützung.

Mit naturheilkundlichen Mitteln kann man den Geburtsvorgang etwas erleichtern, doch sie ersetzen keine fachkundige Unterstützung während der Geburt.

Wann zum Arzt: Zu Beginn der Geburt

Schulmedizin: Je nach Situation

Heilpflanzen: Himbeerblätter, Hirtentäschel, Schwedenkräuter

Schüsslersalze-Behandlung:

Zur Vorbereitung in den letzten zwei Wochen:

- morgens: 2-3 Tabletten Nr. 1 Calcium Fluoratum
- mittags: 2-3 Tabletten Nr. 2 Calcium Phosphoricum
- abends: 2-3 Tabletten Nr. 11 Silicea

Während der Geburt:

- Nr. 7 Magnesium Phosphoricum als Tabletten und Getränk

Weitere Schüssler-Salze: 13

Gedächtnisschwäche

Gedächtnisschwäche kann viele Ursachen haben. Im höheren Alter ist eine gewisse Gedächtnisschwäche normal. Wenn die Gedächtnisstörungen stark werden, kann auch eine Demenz vorliegen.

Wenn die Ursache für Gedächtnisstörungen bekannt ist, sollte in erster Linie diese Ursache behandelt werden.

Schüsslersalze können eine ergänzende Behandlung gegen Gedächtnisschwäche bieten.

Wann zum Arzt: Bei ausgeprägter Gedächtnisschwäche

Schulmedizin: Medikamente je nach Ursache, Vitamin B

Heilpflanzen: Ginkgo, Kalmus, Melisse

Hausmittel: Propolis, Blütenpollen, Schwedenkräuter

Schüsslersalze-Behandlung:

- morgens: 2-3 Tabletten Nr. 3 Ferrum Phosphoricum
- mittags: 2-3 Tabletten Nr. 5 Kalium Phosphoricum
- abends: 2-3 Tabletten Nr. 8 Natrium Chloratum

Weitere Schüssler-Salze: 12, 13, 14, 17, 19, 21

Gelenkentzündungen

Gelenkentzündungen können zahlreiche Ursachen haben. Die bekannteste, aber nicht die häufigste Ursache ist die Polyarthritis, auch Rheuma genannt. Viel häufiger schmerzen die Gelenke jedoch aufgrund von Arthrose oder Gicht

Bei häufiger auftretenden Gelenkschmerzen sollte unbedingt die Ursache ärztlich abgeklärt und behandelt werden.

Mit Schüsslersalzen kann man in akuten Fällen Umschläge anlegen. Um weitere Gelenksentzündungen zu verhindern, kann man die empfindlichen Gelenke regelmäßig mit Schüsslersalze -Creme einreiben.

Wann zum Arzt: Bei häufigen oder starken Gelenkschmerzen

Schulmedizin: Medikamente, Salben, manchmal Operation

Heilpflanzen: Teufelskralle, Arnika, Wacholder, Kampfer

Hausmittel: Propolis, Heilerde, Schwedenkräuter

Schüsslersalze-Behandlung:

- morgens: 2-3 Tabletten Nr. 1 Calcium Fluoratum
- mittags: 2-3 Tabletten Nr. 3 Ferrum Phosphoricum
- abends: 2-3 Tabletten Nr. 11 Silicea
- Schüssler-Salben Nr. 1, 3 und 11 im Wechsel zum Einreiben

Weitere Schüssler-Salze: 4, 6, 9, 10, 12, 15, 16, 17

Geschwollene Füße

Geschwollene Füße treten meistens dann auf, wenn das Herz aus verschiedenen Gründen nicht in der Lage ist, das Blut aus den Füßen vollständig abzupumpen. Das Blut staut sich in den Füßen und Flüssigkeit tritt ins Gewebe aus. Dadurch schwellen die Füße an.

Wenn eine echte Herzschwäche vorliegt, sollte sie unbedingt ärztlich behandelt werden.

Häufig ist das Herz aber nur in bestimmten Situationen überfordert. Dies ist beispielsweise an besonders heißen Tagen der Fall, oder wenn man den ganzen Tag auf den Beinen war. Auch Hormonstörungen, wie sie beispielsweise vor der Periode oder in den Wechseljahren auftreten können, können geschwollene Füße verursachen.

Wenn die Füße geschwollen sind, sollte man sie nach Möglichkeit hoch legen. Hilfreich kann auch ein kaltes Fußbad, ein kalter Fußguss oder Wassertreten sein.

Man kann geschwollene Füße auch mit Schüsslersalze - Creme einreiben oder man legt einen kühlen Schüsslersalze -Umschlag auf.

Unterstützt werden diese äußeren Maßnahmen durch die Einnahme von Schüsslersalzen. Dadurch wird der ganze Körper belebt und die Flüssigkeit kann leichter aus den Füßen abtransportiert werden.

Wann zum Arzt: Bei häufigen oder stark geschwollenen Füßen

Schulmedizin: Entwässernde Medikamente

Heilpflanzen: Weißdorn, Birke, Brennnessel, Goldrute

Hausmittel: Füße hochlegen, kaltes Fußbad, Schwedenkräuter

Schüsslersalze-Behandlung:

- morgens: 2-3 Tabletten Nr. 4 Kalium Chloratum
- mittags: 2-3 Tabletten Nr. 8 Natrium Chloratum
- abends: 2-3 Tabletten Nr. 11 Silicea

Weitere Schüssler-Salze: 13, 15

Gicht

Die Gicht ist eine gelenkschädigende Stoffwechselerkrankung. Bei der Gicht kann die Harnsäure nicht vollständig ausgeschieden werden. Zu viel Harnsäure verbleibt dadurch im Blut. Diese Harnsäure lagert sich in den Gelenken ab und kristallisiert dort zum scharfkantigen Steinchen.

Diese Harnsäure-Kristalle können in den Gelenken zu Entzündungen führen. Häufig kommt es dadurch zu einem akuten Gichtanfall, der meistens das Großzehengelenk betrifft.

Beim akuten Gichtanfall schwillt das betroffene Gelenk sehr schmerzhaft an. Jede Berührung tut stark weh und man kann auch nicht mehr gehen.

Ein akuter Gichtanfall sollte unbedingt ärztlich behandelt werden. Zur Linderung wird meistens ein Colchicin-Präparat verabreicht (Gift der Herbstzeitlose).

Mit Schüsslersalzen kann man zur Linderung der Schmerzen einen Umschlag auflegen.

Wenn der Gichtanfall abgeklungen ist, kann man Schüsslersalze innerlich anwenden, um die Stoffwechselprozesse zu fördern.

Wann zum Arzt: Beim akuten Gichtanfall

Schulmedizin: Medikamente, z.B. Colchicin, Allopurinol

Heilpflanzen: Angelika, Arnika, Birke, Brennnessel, Wacholder

Hausmittel: Weißkohl-Umschläge, Quark-Umschläge, Schwedenkräuter

Schüsslersalze-Behandlung:

- morgens: 2-3 Tabletten Nr. 9 Natrium Phosphoricum
- mittags: 2-3 Tabletten Nr. 10 Natrium Sulfuricum
- abends: 2-3 Tabletten Nr. 11 Silicea
- Beim akuten Gichtanfall Nr. 7 und Nr. 10 als Heißgetränk

Weitere Schüssler-Salze: 4, 8, 12, 13, 15, 16, 17, 18, 23, 25

Grauer Star

Bei grauem Star wird die Linse des Auges trübe, bis man nicht mehr hindurch sehen kann.

Wann zum Arzt: Bei Verdacht auf grauen Star

Schulmedizin: Operation

Heilpflanzen: Schöllkraut (vorbeugend)

Hausmittel: Schwedenkräuter

Schüsslersalze-Behandlung:

- morgens: 2-3 Tabletten Nr. 1 Calcium Fluoratum
- mittags: 2-3 Tabletten Nr. 5 Kalium Phosphoricum
- abends: 2-3 Tabletten Nr. 11 Silicea

Weitere Schüssler-Salze: 8, 9, 10, 18

Grippe

Die Grippe ist im Gegensatz zur fieberhaften Erkältung eine schwere Erkrankung, die meistens mit plötzlichem Beginn und erheblichen Gliederschmerzen einhergeht. Trotz der unterschiedlichen Schwere werden beide Krankheiten im Volksmund als Grippe bezeichnet.

Wenn man bei Grippe Fieber hat, sollte man sich ins Bett legen und reichlich trinken.

Gegen die Symptome helfen Schüsslersalze oder zahlreiche Heilpflanzen und Hausmittel.

Wann zum Arzt: Bei Fieber über 39,5°C.

Schulmedizin: Medikamente, z.B. Neuraminidasehemmer

Heilpflanzen: Lindenblüten, Sonnenhut, Zistrose

Hausmittel: Wadenwickel, Meerrettich, Dampfbad, Schwedenkräuter

Schüsslersalze-Behandlung:

- morgens: 2-3 Tabletten Nr. 3 Ferrum Phosphoricum
- mittags: 2-3 Tabletten Nr. 5 Kalium Phosphoricum
- abends: 2-3 Tabletten Nr. 10 Natrium Sulfuricum
- Bei Bedarf: Nr. 3 Ferrum Phosphoricum als Heißgetränk

Weitere Schüssler-Salze: 4, 12, 17, 22, 23, 27

Hämorrhoiden

Hämorrhoiden sind juckende Gefäßpolstervergrößerungen am Darmausgang. Häufig stören sie beim Sitzen. Da sich die Beschwerden durch Hämorrhoiden verstärkten, wenn man unter Verstopfung leidet, kann man Schwedenkräuter innerlich anwenden, um die Verstopfung zu beheben.

Äußerlich kann man die Hämorrhoiden mit Schüsslersalze-Salbe einreiben.

Wann zum Arzt: Bei starken Beschwerden

Schulmedizin: Ernährungsumstellung, chirurgische Eingriffe

Heilpflanzen: Eichenrinde, Rosskastanie, Tormentill

Hausmittel: Sitzbäder, Propolis, Schwedenkräuter

Schüsslersalze-Behandlung:

- morgens: 2-3 Tabletten Nr. 1 Calcium Fluoratum
- mittags: 2-3 Tabletten Nr. 7 Magnesium Phosphoricum
- abends: 2-3 Tabletten Nr. 11 Silicea
- Schüssler-Salbe Nr. 1 Calcium Fluoratum zum Einreiben

Weitere Schüssler-Salze: 3, 4, 8, 18, 21

Halsschmerzen / Halsentzündung

Halsschmerzen treten oft im Rahmen einer Erkältung auf oder auch alleinstehend, meist als Mandelentzündung.

Wenn es bei Halsschmerzen zu Fieber kommt, sollte man den Arzt konsultieren, denn es könnte eine bakterielle Mandelentzündung (Angina) sein, die schwerwiegende Folgen nach sich ziehen kann.

Mit einem lauwarmen Schüsslersalze-Heißgetränk kann man gurgeln, um die Halsschmerzen zu lindern.

Wann zum Arzt: Bei Fieber mit Halsschmerzen

Schulmedizin: Antibiotika, Gurgel-Mittel

Heilpflanzen: Salbei, Kamille, Huflattich, Myrrhe, Tormentill

Hausmittel: Propolis, Schwedenkräuter, Honig

Schüsslersalze-Behandlung:

- Tag 1+2: 3x je 2-3 Tabletten Nr. 3 Ferrum Phosphoricum
- Tag 3-5: 3x je 2-3 Tabletten Nr. 4 Kalium Chloratum
- Ab Tag 6: 3x je 2-3 Tabletten Nr. 6 Kalium Sulfuricum
- Bei Eiterungen auf den Mandeln: Nr. 12 Calcium Sulfuricum
- Bei Bedarf Nr. 7 Magnesium Phosphoricum als Heiße Sieben

Weitere Schüssler-Salze: 9, 11, 21, 22, 27

Hautrisse

Hautrisse sind häufig eine Folge von sehr trockener Haut und starker Belastung der Haut. Manchmal kann auch Eisenmangel die Neigung der Haut zu Rissen verstärken, z.B. eingerissene Mundwinkel (Mundwinkel-Rhagaden).

Am einfachsten ist die Hautbehandlung durch Schüsslersalze, wenn man eine Schüsslersalze -Creme oder Salbe häufig auf die betroffenen Hautstellen aufträgt.

In schweren Fällen, kann man auch einen Schüsslersalze-Salbenumschlag auflegen.

Wann zum Arzt: Bei stark entzündeten Hautrissen

Schulmedizin: Salbe

Heilpflanzen: Kamille, Ringelblume, Aloe

Hausmittel: Honig, Propolis, Schwedenkräuter

Schüsslersalze-Behandlung:

- morgens: 2-3 Tabletten Nr. 1 Calcium Fluoratum
- mittags: 2-3 Tabletten Nr. 3 Ferrum Phosphoricum
- abends: 2-3 Tabletten Nr. 11 Silicea
- Schüssler-Salben Nr. 1 und Nr. 11 im Wechsel zum Einreiben

Weitere Schüssler-Salze: 2, 13, 17

Heißhunger

Heißhunger kann auftreten, wenn man versucht, mit wenig Nahrung auszukommen, beispielsweise im Rahmen einer Diät. Auch Mineral-Mangelzustände können Heißhunger verursachen. Häufig treten beide Ursachen gemeinsam auf.

Bei Diäten ist es wichtig, dass sie nicht zu streng sind, denn wenn man erheblich zu wenig isst, wird der Stoffwechsel heruntergefahren und das Abnehmen wird immer schwerer. Die natürliche Folge einer strengen Diät ist Heißhunger.

Heißhunger nach Süßigkeiten entsteht häufig durch zu viel Süßigkeiten in der Vergangenheit. Der Körper hat sich dann an die häufigen Zucker-Gaben gewöhnt und den Stoffwechsel darauf eingestellt. Dadurch ist eine Art Suchteffekt entstanden, der dem Körper erheblich schadet.

Heißhunger speziell nach Schokolade kann in manchen Fällen mit Magnesium-Mangel zusammenhängen. Schokolade enthält nämlich viel Magnesium und daher verlangt der Körper dann danach.

Wann zum Arzt: Bei ständigem Heißhunger

Heilpflanzen: Enzian, Löwenzahnwurzel, Wegwarte

Hausmittel: Schwedenkräuter, Wasser trinken

Schüsslersalze-Behandlung:

- Allgemeiner Heißhunger: 3x je 2-3 Tabletten Nr. 4 Kalium Chloratum
- Auf Süßigkeiten: 3x je 2-3 Tabletten Nr. 9 Natrium Phosphoricum
- Auf Schokolade: 3x je 2-3 Tabletten Nr. 7 Magnesium Phosphoricum
- Auf Salziges: 3x je 2-3 Tabletten Nr. 8 Natrium Chloratum
- Auf Fettes: 3x je 2-3 Tabletten Nr. 9 Natrium Phosphoricum

Weitere Schüssler-Salze: 2, 23, 27

Herzschwäche

Eine Herzschwäche ist häufiger als man denkt. Man erkennt sie oft an Kurzatmigkeit, geschwollenen Füßen und Schwäche.

Wann zum Arzt: Bei Verdacht auf Herzschwäche

Schulmedizin: Herzstärkende Medikamente, z.B. Digitalis

Heilpflanzen: Weißdorn, Maiglöckchen, Angelika, Mistel

Hausmittel: Wasseranwendungen, Schwedenkräuter

Schüsslersalze-Behandlung:

- morgens: 2-3 Tabletten Nr. 1 Calcium Fluoratum
- mittags: 2-3 Tabletten Nr. 5 Kalium Phosphoricum
- abends: 2-3 Tabletten Nr. 7 Magnesium Phosphoricum

Weitere Schüssler-Salze: 11, 15, 16, 22, 24, 25

Heuschnupfen

Zahlreiche Menschen werden im Sommerhalbjahr von Heuschnupfen geplant, der sich durch Schnupfen, Niesen und juckende, tränende Augen äußert.

Bei Heuschnupfen handelt es sich um eine allergische Reaktion auf Blütenpollen verschiedener Pflanzen. Bei manchen Betroffenen geht Heuschnupfen Hand in Hand mit Asthma und Neurodermitis.

Wann zum Arzt: in schweren Fällen

Schulmedizin: Antiallergische Medikamente, Desensibilisierung

Heilpflanzen: Augentrost, Huflattich, Pestwurz

Hausmittel: Schwedenkräuter, Kaltwasser-Anwendungen

Schüsslersalze-Behandlung:

- morgens: 2-3 Tabletten Nr. 3 Ferrum Phosphoricum
- mittags: 2-3 Tabletten Nr. 4 Kalium Chloratum
- abends: 2-3 Tabletten Nr. 8 Natrium Chloratum

Weitere Schüssler-Salze: 2, 6, 7, 10, 13, 14, 17, 24

Hitzewallungen

In den Wechseljahren leiden viele Frauen unter Hitzewallungen. Diese "fliegende Hitze" steigt plötzlich in ihnen auf und sorgt für große innere Unruhe. Auch wenn es für nicht Betroffene harmlos klingt, können solche Hitzewallungen sehr unangenehm und quälend sein.

Wann zum Arzt: bei starken Beschwerden

Schulmedizin: Hormone

Heilpflanzen: Mönchspfeffer, Traubensilberkerze, Schafgarbe

Hausmittel: Kaltwasser-Anwendungen, Schwedenkräuter

Schüsslersalze-Behandlung:

- morgens: 2-3 Tabletten Nr. 3 Ferrum Phosphoricum
- mittags: 2-3 Tabletten Nr. 5 Kalium Phosphoricum
- abends: 2-3 Tabletten Nr. 11 Silicea
- Bei Bedarf: Nr. 3 Ferrum Phosphoricum als Kaltgetränk

Weitere Schüssler-Salze: 7, 8, 12, 24

Hühneraugen

Hühneraugen sind verhärtete Druckstellen an den Füßen. Wenn man häufig unter Hühneraugen leidet, ist es sinnvoll, zu überprüfen, ob die Schuhe bequem genug sind.

Mit Schüsslersalzen kann man einen kleinen Umschlag auf die Hühneraugen legen oder als Pflaster fixieren. Diesen Umschlag lässt man über Nacht einwirken. In der nächsten Nacht wiederholt man den Umschlag.

Nach einigen Behandlungen sollten die Hühneraugen aufweichen und sich leicht lösen lassen.

Wann zum Arzt: Bei starken Beschwerden

Schulmedizin: Hornhaut lösende Mittel

Heilpflanzen: Hauswurz, Schöllkraut, Myrrhe

Hausmittel: Propolis, Schwedenkräuter

Schüsslersalze-Behandlung:

- morgens: 2-3 Tabletten Nr. 1 Calcium Fluoratum
- mittags: 2-3 Tabletten Nr. 4 Kalium Chloratum
- abends: 2-3 Tabletten Nr. 10 Natrium Sulfuricum
- Schüssler-Salbe: Nr. 1 Calcium Fluoratum zum Einreiben
- Fußbäder mit Nr. 1 Calcium Fluoratum (10-20 Tabletten)

Weitere Schüssler-Salze: 11

Infektionskrankheiten

Infektionen können durch Bakterien, Viren und andere Krankheitserreger verursacht werden.

Durch diese Krankheitserreger kann es zu ganz unterschiedlichen Krankheiten kommen, insofern ist das Thema "Infektionskrankheiten" nur ein unspezifischer Überbegriff. Infektionskrankheiten können sich durch Fieber, Schnupfen, Husten, Erbrechen, Durchfall und zahlreiche andere Symptome äußern.

Mit einem starken Immunsystem ist man besser in der Lage, Infektionen frühzeitig abzuwehren. Dadurch können die Krankheiten verhindert oder abgemildert werden.

Wann zum Arzt: Bei Verdacht auf eine schwere Infektionskrankheit

Heilpflanzen: Sonnenhut (Echinacea)

Hausmittel: Kaltwasser-Anwendungen, Schwedenkräuter

Schüsslersalze-Behandlung:

- morgens: 2-3 Tabletten Nr. 3 Ferrum Phosphoricum
- mittags: 2-3 Tabletten Nr. 6 Kalium Sulfuricum
- abends: 2-3 Tabletten Nr. 7 Magnesium Phosphoricum

Weitere Schüssler-Salze: 1, 2, 5, 11, 15, 16, 19, 21, 23

Insektenstiche

Insektenstiche reichen von lästigen aber harmlosen Mückenstichen bis hin zu Bienenstichen.

Man sollte Insektenstiche nicht kratzen, damit sie sich entzünden.

Wann zum Arzt: Bei allergischen Reaktionen

Schulmedizin: Antiallergische Medikamente

Heilpflanzen: Kamille, Lavendel, Myrrhe, Teebaum

Hausmittel: Halbierte Zwiebel auflegen, Propolis, Schwedenkräuter

Schüsslersalze-Behandlung:

- Bei frischem Stich: 3x je 2-3 Tabletten Nr. 3 Ferrum Phosphoricum auch als Heißgetränk

- Zum Abheilen: 3x je 2-3 Tabletten Nr. 4 Kalium Chloratum
- Schüssler-Salbe: Nr. 8 Natrium Chloratum zum Einreiben

Juckreiz

Juckreiz kann sehr verschiedene Ursachen haben, z.B. Allergien, trockene Haut, Heilungsphase nach Verletzungen, Insektenstiche, Alter, Diabetes, Vitamin B12-Mangel, Übersäuerung, Parasiten-Befall.

Bei ungeklärtem Juckreiz ist es zunächst wichtig, die Ursache heraus zu finden. Die Behandlung der Ursache ist im Allgemeinen wirksamer als eine reine Symptombekämpfung, zumindest, wenn es sich um eine behandelbare Ursache handelt.

Wann zum Arzt: bei ungeklärtem Juckreiz

Schulmedizin: Antihistaminika, Kortison

Heilpflanzen: Lavendel, Kamille, Ehrenpreis

Hausmittel: Propolis, Schwedenkräuter, Natron, Kaltwasser-Anwendungen

Schüsslersalze-Behandlung:

- morgens: 2-3 Tabletten Nr. 3 Ferrum Phosphoricum
- mittags: 2-3 Tabletten Nr. 7 Magnesium Phosphoricum
- abends: 2-3 Tabletten Nr. 8 Natrium Chloratum
- Schüssler-Salbe Nr. 7 Magnesium Phosphoricum zum Einreiben

Weitere Schüssler-Salze: 2, 3, 6, 7, 8, 10, 11, 13, 17, 20, 21, 22, 24, 25

Kalte Füße

Durchblutungsstörungen können kalte Füße verursachen.

Wann zum Arzt: Bei Empfindungsstörungen in den Füßen

Schulmedizin: Medikamente zur Durchblutungsförderung

Heilpflanzen: Angelika, Arnika, Knoblauch

Hausmittel: Fußbäder, Propolis, Schwedenkräuter

Schüsslersalze-Behandlung:

- morgens: 2-3 Tabletten Nr. 1 Calcium Fluoratum
- mittags: 2-3 Tabletten Nr. 2 Calcium Phosphoricum
- abends: 2-3 Tabletten Nr. 7 Magnesium Phosphoricum

Weitere Schüssler-Salze: 3, 5, 17, 18

Kehlkopfentzündung / Heiserkeit

Kehlkopfentzündungen können durch Bakterien, Viren oder physikalische Reize verursacht werden. Auch eine Überbeanspruchung der Stimme kann eine Kehlkopfentzündung mit Heiserkeit hervorrufen.

Häufig kommt es auch zu Hustenreiz oder Räusperzwang. In schweren Fällen kann die Entzündung bis in die Luftröhre absteigen.

Wann zum Arzt: Bei Fieber mit Halsschmerzen, Heiserkeit länger als drei Wochen

Schulmedizin: Antibiotika, Gurgel-Mittel

Heilpflanzen: Salbei, Kamille, Huflattich, Myrrhe, Tormentill

Hausmittel: Propolis, Schwedenkräuter, Honig

Schüsslersalze-Behandlung:

- Tag 1+2: 3x je 2-3 Tabletten Nr. 3 Ferrum Phosphoricum
- Tag 3-5: 3x je 2-3 Tabletten Nr. 4 Kalium Chloratum
- Ab Tag 6: 3x je 2-3 Tabletten Nr. 6 Kalium Sulfuricum
- Bei Eiterungen auf den Mandeln: Nr. 12 Calcium Sulfuricum
- Bei Bedarf Nr. 7 Magnesium Phosphoricum als Heiße Sieben

Weitere Schüssler-Salze: 1, 9, 11, 21, 22, 27

Kopfschmerzen

Kopfschmerzen können sehr verschiedene Ursachen haben. Sie reichen von Spannungskopfschmerzen bis hin zu hormonell bedingte Migräne.

Wann zum Arzt: Bei häufigen Kopfschmerzen oder bei sehr plötzlichem Beginn

Schulmedizin: Schmerzmittel

Heilpflanzen: Baldrian, Holunder, Kampfer, Lavendel, Minze

Hausmittel: Propolis, Wärmeanwendungen, Schwedenkräuter

Schüsslersalze-Behandlung:

- im akuten Fall: Nr. 7 Magnesium Phosphoricum als Heißgetränk

Zur Vorbeugung:

- morgens: 2-3 Tabletten Nr. 2 Calcium Phosphoricum
- mittags: 2-3 Tabletten Nr. 8 Natrium Chloratum
- abends: 2-3 Tabletten Nr. 10 Natrium Sulfuricum

Weitere Schüssler-Salze: 14, 15, 16, 19, 20, 21, 22, 23, 25

Kopfschuppen

Kopfschuppen sind ein verbreitetes Problem der Kopfhaut und der Haare. Sie sind zwar nicht gefährlich, können aber sehr lästig sein und das Selbstbewusstsein beeinträchtigen.

Wann zum Arzt: Bei Entzündungen der Kopfhaut

Schulmedizin: Schuppenshampoo, Einreibemittel

Heilpflanzen: Brennnessel, Birke, Klettenwurzel

Hausmittel: Apfelessig

Schüsslersalze-Behandlung:

- morgens: 2-3 Tabletten Nr. 4 Kalium Chloratum
- mittags: 2-3 Tabletten Nr. 8 Natrium Chloratum
- abends: 2-3 Tabletten Nr. 10 Natrium Sulfuricum
- Haarpackung mit Nr. 8 Natrium Chloratum, 20 Tabletten in Wasser aufgelöst über Nacht auf Kopfhaut einwirken lassen, dann auswaschen.

Weitere Schüssler-Salze: 4, 6, 8, 9, 10, 11

Krämpfe

Krämpfe können aus verschiedenen Gründen auftreten, beispielsweise durch Magnesiummangel, Kalziummangel oder aus psychischen Gründen.

Wann zum Arzt: Bei regelmäßigen Krämpfen

Schulmedizin: Medikamente, je nach Ursache, Magnesium

Heilpflanzen: Angelika, Gänsefingerkraut, Lavendel

Hausmittel: Wärmeanwendungen, Schwedenkräuter

Schüsslersalze-Behandlung:

- im akuten Fall: Nr. 7 Magnesium Phosphoricum als Heiße Sieben

Zur Vorbeugung:

- morgens: 2-3 Tabletten Nr. 2 Calcium Phosphoricum
- mittags: 2-3 Tabletten Nr. 7 Magnesium Phosphoricum
- abends: 2-3 Tabletten Nr. 11 Silicea

Weitere Schüssler-Salze: 13, 19, 21

Krampfadern

Krampfadern entstehen durch Venenschwäche. Solche Venen sind häufig veranlagungsbedingt. Langes Stehen, Bewegungsmangel und Übergewicht können die Entstehung von Krampfadern zusätzlich begünstigen.

Bei Krampfadern kann es zusätzlich zu Venenentzündungen kommen, was die Problematik noch erschwert.

Achtung!

Keine Beinmassage bei Krampfadern wegen Thrombose-Gefahr!

Wann zum Arzt: Bei Schmerzen durch die Krampfadern

Schulmedizin: Operation, Gymnastik, Salben

Heilpflanzen: Rosskastanie, Rotes Weinlaub, Schachtelhalm, Schafgarbe

Hausmittel: Propolis, kalte Beingüsse, Schwedenkräuter

Schüsslersalze-Behandlung:

- morgens: 2-3 Tabletten Nr. 1 Calcium Fluoratum
- mittags: 2-3 Tabletten Nr. 3 Ferrum Phosphoricum
- abends: 2-3 Tabletten Nr. 11 Silicea
- Schüssler-Salben Nr. 11 Silicea zum sanft Einreiben.

Weitere Schüssler-Salze: 1, 3, 4, 9, 11, 17, 18, 19

Kreislaufbeschwerden

Niedriger oder auch hoher Blutdruck können zu Kreislaufbeschwerden führen. Diese sind mit Schwindel und Schwäche verbunden.

Wann zum Arzt: Bei starken Beschwerden

Schulmedizin: Medikamente je nach Ursache

Heilpflanzen: Rosmarin, Mistel, Schafgarbe, Weißdorn

Hausmittel: Wasseranwendungen, Schwedenkräuter

Schüsslersalze-Behandlung:

- morgens: 2-3 Tabletten Nr. 3 Ferrum Phosphoricum
- mittags: 2-3 Tabletten Nr. 5 Kalium Phosphoricum
- abends: 2-3 Tabletten Nr. 8 Natrium Chloratum
- Bei Bedarf: Nr. 5 Kalium Phosphoricum als Heißgetränk

Weitere Schüssler-Salze: 2, 3, 4, 5, 8

Krebs

Bösartig wuchernde Tumore werden Krebs genannt. Unfachmännisch behandelt führt Krebs oft zum Tod und selbst bei fachkundiger Behandlung durch Ärzte kann der Tod eintreten. Die Schulmedizin hat bei der Krebsbehandlung jedoch zunehmende Erfolge aufzuweisen.

Achtung!

Schüsslersalze können die Krebsbehandlung nur unterstützen, keine eigenständige Behandlung darstellen.

Wann zum Arzt: Bei Verdacht auf Krebs oder unklaren Blutungen

Schulmedizin: Operation, Chemotherapie, Bestrahlung

Heilpflanzen: Mistel, Ringelblume

Hausmittel: Rote Beete, Schwedenkräuter

Schüsslersalze-Behandlung:

- morgens: 2-3 Tabletten Nr. 3 Ferrum Phosphoricum
- mittags: 2-3 Tabletten Nr. 6 Kalium Sulfuricum
- abends: 2-3 Tabletten Nr. 7 Magnesium Phosphoricum

Weitere Schüssler-Salze: 1, 2, 5, 11, 15, 16, 19, 21, 23

Lähmungen

Bei Lähmungen kommt es zu Störungen der Beweglichkeit, meist aufgrund von Erkrankungen der Nerven.

Im Allgemeinen sind Lähmungen eher schwere Erkrankungen, die fachmännisch behandelt werden müssen. Schüsslersalze können hier nur unterstützend eingesetzt werden.

Wann zum Arzt: Beim Auftreten von Lähmungen

Schulmedizin: Je nach Ursache

Heilpflanzen: Angelika, Arnika, Fichte, Rosmarin

Hausmittel: Schwedenkräuter

Schüsslersalze-Behandlung:

- morgens: 2-3 Tabletten Nr. 2 Calcium Phosphoricum
- mittags: 2-3 Tabletten Nr. 3 Ferrum Phosphoricum
- abends: 2-3 Tabletten Nr. 5 Kalium Phosphoricum

Weitere Schüssler-Salze: 2, 3, 5, 7, 8, 13, 19

Leberschwäche

Die Leber ist ein wichtiges Stoffwechselorgan im rechten Oberbauch. Wenn sie nicht gut genug arbeitet, kann es zu allgemeiner Schwäche und zu Stoffwechselstörungen kommen.

Wann zum Arzt: Bei Gelbsucht oder Schmerzen im rechten Oberbauch

Schulmedizin: Je nach Ursache

Heilpflanzen: Eberwurzel, Enzian, Mariendistel, Wegwarte

Hausmittel: Leberwickel, Schwedenkräuter

Schüsslersalze-Behandlung:

- morgens: 2-3 Tabletten Nr. 5 Kalium Phosphoricum
- mittags: 2-3 Tabletten Nr. 6 Kalium Sulfuricum
- abends: 2-3 Tabletten Nr. 10 Natrium Sulfuricum

Weitere Schüssler-Salze: 17, 22, 26

Lidschwellung / Lidödem

Durch Nierenerkrankungen, Lymphstörungen, Allergien, Hormonschwankungen und schlechten Schlaf kann es zu Schwellungen der Augenlider kommen.

Die meisten Betroffen fühlen sich vor allem optisch durch diese Schwellungen gestört, aber Lidschwellungen können ein Hinweis auf eine mehr oder weniger ernste Gesundheitsstörung sein. Deshalb sind sie nicht nur ein kosmetisches Problem.

Wann zum Arzt: Bei ungeklärten Lidschwellungen

Schulmedizin: Behandlung der Ursache, evtl. Kortison, Antiallergika

Heilpflanzen: Birke, Goldrute, Hauhechel

Hausmittel: Kombucha, Kaltwasser-Umschläge

Schüsslersalze-Behandlung:

- morgens: 2-3 Tabletten Nr. 4 Kalium Chloratum
- mittags: 2-3 Tabletten Nr. 8 Natrium Chloratum
- abends: 2-3 Tabletten Nr. 10 Natrium Sulfuricum
- Umschläge mit Nr. 8 Natrium Chloratum: 5 Tabletten in Wasser auflösen und Tuch tränken, ausdrücken und auf die geschlossenen Augen legen

Weitere Schüssler-Salze: 4, 8, 10, 13, 15, 17, 22

Lippenentzündung

Durch trockene Luft, vor allem im Winter, und häufiges Lecken können sich die Lippen entzünden.

Wann zum Arzt: bei langwierigen Beschwerden

Schulmedizin: Salben

Heilpflanzen: Ringelblume, Kamille

Hausmittel: Honig

Schüsslersalze-Behandlung:

- morgens: 2-3 Tabletten Nr. 1 Calcium Fluoratum
- mittags: 2-3 Tabletten Nr. 3 Ferrum Phosphoricum
- abends: 2-3 Tabletten Nr. 8 Natrium Chloratum
- Schüssler-Salbe Nr. 1 oder Nr. 8 zum Einreiben

Magenbeschwerden

Magenbeschwerden können ganz verschiedene Ursachen und Ausprägungen haben.

Schüsslersalze können den Magen stärken, sodass ihm die Verdauungsarbeit leichter fällt.

Wann zum Arzt: Bei länger andauernden Magenbeschwerden

Schulmedizin: Medikamente

Heilpflanzen: Angelika, Enzian, Kamille, Minze, Zitwerwurzel

Hausmittel: Wärmflasche, Heilerde, Schwedenkräuter

Schüsslersalze-Behandlung:

- morgens: 2-3 Tabletten Nr. 3 Ferrum Phosphoricum
- mittags: 2-3 Tabletten Nr. 4 Kalium Chloratum
- abends: 2-3 Tabletten Nr. 7 Magnesium Phosphoricum
- Bei Bedarf: Nr. 7 Magnesium Phosphoricum als Heiße Sieben

Weitere Schüssler-Salze: 5, 6, 8, 9, 13, 14, 15, 17, 20, 24

Mandelentzündung - Angina

Mandelentzündungen werden häufig durch Bakterien verursacht und können schwere, fieberhafte Erkrankungen sein.

Wegen der Gefahr des Übergreifens auf das Herz, darf man Mandelentzündungen nicht auf die leichte Schulter nehmen.

Wann zum Arzt: Bei Fieber mit Halsschmerzen

Schulmedizin: Antibiotika, Gurgel-Mittel

Heilpflanzen: Salbei, Kamille, Huflattich, Myrrhe, Tormentill

Hausmittel: Propolis, Schwedenkräuter

Schüsslersalze-Behandlung:

- Tag 1+2: 3x je 2-3 Tabletten Nr. 3 Ferrum Phosphoricum
- Tag 3-5: 3x je 2-3 Tabletten Nr. 4 Kalium Chloratum
- Ab Tag 6: 3x je 2-3 Tabletten Nr. 6 Kalium Sulfuricum
- Bei Eiterungen auf den Mandeln: Nr. 12 Calcium Sulfuricum
- Bei Bedarf Nr. 7 Magnesium Phosphoricum als Heiße Sieben

Weitere Schüssler-Salze: 9, 11, 21, 22, 27

Menstruationsbeschwerden

Viele Frauen leiden während ihrer Periodenblutung unter schmerzhaften Krämpfen. Durch solche Krämpfe kann die sonst nur lästige Blutung zu einem ausgeprägten Krankheitsgefühl führen.

Wann zum Arzt: Bei starken Schmerzen

Schulmedizin: Krampflösende Medikamente

Heilpflanzen: Kamille, Gänsefingerkraut, Melisse, Lavendel

Hausmittel: Wärmflasche, Schwedenkräuter

Schüsslersalze-Behandlung:

- morgens: 2-3 Tabletten Nr. 1 Calcium Fluoratum
- mittags: 2-3 Tabletten Nr. 2 Calcium Phosphoricum
- abends: 2-3 Tabletten Nr. 7 Magnesium Phosphoricum
- Bei Bedarf: Nr. 7 Magnesium Phosphoricum als Heiße Sieben

Weitere Schüssler-Salze: 3, 13, 14, 17, 19, 21, 25

Migräne

Migräne ist eine besondere Kopfschmerzart, die meistens einseitig auftritt und mehrere Tage andauern kann. Das Leben vieler Betroffener ist durch die Migräne nachhaltig beeinträchtigt.

Wann zum Arzt: Bei häufigen Migräne-Anfällen

Schulmedizin: Schmerztherapie

Heilpflanzen: Angelika, Baldrian, Lavendel, Mutterkraut, Pestwurz

Hausmittel: Stirn- oder Nackenumschläge, Schwedenkräuter

Schüsslersalze-Behandlung:

- Beim Anfall: Nr. 7 Magnesium Phosphoricum als Heißgetränk

  Kur zur Vorbeugung (min. 3-6 Wochen):

- morgens: 2-3 Tabletten Nr. 3 Ferrum Phosphoricum
- mittags: 2-3 Tabletten Nr. 5 Kalium Phosphoricum

- abends: 2-3 Tabletten Nr. 12 Calcium Sulfuricum

Weitere Schüssler-Salze: 3, 4, 6, 7, 8, 10, 11, 12, 14, 19, 21, 22

Mittelohrentzündung

Eine Mittelohrentzündung ist eine meist bakteriell bedingte Entzündung im Mittelohr.

Sie tritt häufig bei kleinen Kindern auf und kann leicht chronisch werden.

Wann zum Arzt: Bei Ohrenschmerzen mit Fieber

Schulmedizin: Antibiotika

Heilpflanzen: Lavendel, Schafgarbe, Veilchen, Ysop

Hausmittel: Zwiebelsäckchen, Schwedenkräuter

Schüsslersalze-Behandlung:

- morgens: 2-3 Tabletten Nr. 3 Ferrum Phosphoricum
- mittags: 2-3 Tabletten Nr. 8 Natrium Chloratum
- abends: 2-3 Tabletten Nr. 12 Calcium Sulfuricum
- Bei Schmerzen: Nr. 7 Magnesium Phosphoricum als Heißgetränk

Weitere Schüssler-Salze: 3, 4, 8, 12, 21, 24

Mundentzündungen - Zahnfleischentzündung

Die Mundschleimhaut kann sich durch Bakterien, Viren oder physikalische Reize entzünden. Dies ist mit Schmerzen und Rötungen im Mund verbunden.

Wann zum Arzt: Bei starken Schmerzen und Problemen beim Essen.

Schulmedizin: Spülungen, Pinselungen

Heilpflanzen: Kamille, Myrrhe, Eichenrinde, Salbei, Tormentill

Hausmittel: Propolis, Schwedenkräuter

Schüsslersalze-Behandlung:

- morgens: 2-3 Tabletten Nr. 3 Ferrum Phosphoricum
- mittags: 2-3 Tabletten Nr. 5 Kalium Phosphoricum
- abends: 2-3 Tabletten Nr. 8 Natrium Chloratum

Weitere Schüssler-Salze: 3, 4, 5, 8, 11, 18

Mundgeruch

Mundgeruch kann durch Entzündungen im Mund- und Rachenraum, Karies, mangelnde Zahnhygiene, Magenprobleme und manche Nahrungsmittel (z.B. Knoblauch) verursacht werden.

Wann zum Arzt: Bei hartnäckigem Mundgeruch

Schulmedizin: Je nach Ursache

Heilpflanzen: Salbei, Minze, Myrrhe

Hausmittel: Propolis, Schwedenkräuter, Teebaumöl

Schüsslersalze-Behandlung:

- morgens: 2-3 Tabletten Nr. 5 Kalium Phosphoricum
- mittags: 2-3 Tabletten Nr. 3 Ferrum Phosphoricum

- abends: 2-3 Tabletten Nr. 4 Kalium Chloratum
- Spülen und Gurgeln mit: 5 Tabletten Nr. 5 Kalium Phosphoricum in ein Glas Wasser aufgelöst

Weitere Schüssler-Salze: 2, 3, 4, 5, 9, 22

Nahrungsmittelunverträglichkeit

Nahrungsmittelunverträglichkeiten sind in den letzten Jahren sehr häufig geworden. Anders als bei einer Allergie reagiert der Körper bei einer Unverträglichkeit meistens erst ab einer gewissen Mindestmenge. Es dauert meistens auch mehrere Minuten bis Stunden bis eine Unverträglichkeits-Reaktion einsetzt.

Der Körper kann mit Bauchschmerzen, Durchfall, Hautausschlägen, Wassereinlagerungen (Ödemen), Kopfschmerzen und anderen Beschwerden auf die für ihn unverträglichen Nahrungsmittel reagieren.

Besonders häufige Unverträglichkeiten bestehen gegen: Milchzucker (Laktose), Fruchtzucker (Fructose), Vollkornprodukte.

Bei einer starken Milchzucker-Unverträglichkeit (Laktose-Intoleranz) sollte man Schüsslersalze-Tabletten durch Schüssler-Globuli ersetzen. In den meisten Fällen werden die kleinen Tabletten-Mengen jedoch auch bei Milchzucker-Unverträglichkeit vertragen.

Wann zum Arzt: Bei schweren Beschwerden

Schulmedizin: Vermeiden der unverträglichen Nahrungsmittel

Heilpflanzen: Sonnenhut, Kamille

Hausmittel: Schwedenkräuter

Schüsslersalze-Behandlung:

- morgens: 2-3 Tabletten Nr. 2 Calcium Phosphoricum
- mittags: 2-3 Tabletten Nr. 7 Magnesium Phosphoricum
- abends: 2-3 Tabletten Nr. 8 Natrium Chloratum

Weitere Schüssler-Salze: 5, 9, 10

Narben

Narben entstehen bei der Heilung von größeren Wunden. die Haut wird an der betroffenen Stelle nicht mehr glatt wie zuvor, sondern bildet einen mehr oder weniger großen Wulst.

Die meisten Narben schrumpfen innerhalb des ersten Jahres erheblich. Danach bleiben sie meistens dauerhaft bestehen außer bei speziellen Behandlungen.

Wann zum Arzt: Bei Verwachsungen durch Narbenbildung

Schulmedizin: Evtl. operativ

Heilpflanzen: Beinwell, Johanniskraut, Kamille, Ringelblume

Hausmittel: Öl-Einreibungen, Schwedenkräuter

Schüsslersalze-Behandlung:

- morgens: 2-3 Tabletten Nr. 1 Calcium Fluoratum
- mittags: 2-3 Tabletten Nr. 4 Kalium Chloratum
- abends: 2-3 Tabletten Nr. 11 Silicea
- Schüssler-Salben Nr. 1 und Nr. 11 im Wechsel

Weitere Schüssler-Salze: 3, 16

Nebenhöhlenentzündung

Nebenhöhlenentzündungen/Stirnhöhlenentzündungen sind häufig eine Folge von Schnupfen. Sie können leicht chronisch werden oder immer wieder auftreten.

Wann zum Arzt: Bei Fieber

Schulmedizin: Antibiotika

Heilpflanzen: Kamille, Kampfer, Myrrhe, Thymian

Hausmittel: Meerrettich, Schwedenkräuter

Schüsslersalze-Behandlung:

- 1.Stadium : 3x je 2-3 Tabletten Nr. 3 Ferrum Phosphoricum
- 2.Stadium : 3x je 2-3 Tabletten Nr. 4 Kalium Chloratum
- 3.Stadium : 3x je 2-3 Tabletten Nr. 6 Kalium Sulfuricum
- Bei Eiterung: 3x je 2-3 Tabletten Nr. 12 Calcium Sulfuricum
- Zur Vorbeugung: Nr. 2 und Nr. 11 als Kur

Weitere Schüssler-Salze: 8, 9, 20, 21, 27

Nervosität

Bei Nervosität fehlen Ruhe und Entspannung, stattdessen wird das Leben durch innere Unruhe geprägt. Ständige Nervosität kann gesundheitliche Folgen haben, beispielsweise Schlafstörungen oder Verdauungsbeschwerden.

Wann zum Arzt: Wenn das Leben deutlich beeinträchtigt ist

Schulmedizin: Psychotherapie, Beruhigungsmittel

Heilpflanzen: Baldrian, Hopfen, Lavendel, Melisse, Passionsblume

Hausmittel: Bewegung an frischer Luft, Schwedenkräuter

Schüsslersalze-Behandlung:

- morgens: 2-3 Tabletten Nr. 5 Kalium Phosphoricum
- mittags: 2-3 Tabletten Nr. 7 Magnesium Phosphoricum
- abends: 2-3 Tabletten Nr. 11 Silicea

Weitere Schüssler-Salze: 2, 8, 13, 15

Neurodermitis

Neurodermitis ist eine Hautkrankheit, die durch stark juckende Ekzeme gekennzeichnet ist. Vor allem Kleinkinder erkranken häufig an Neurodermitis, manchmal aber auch Erwachsene.

Da die Haut von Neurodermitis-Patienten sehr trocken ist, sollte unbedingt auf nährende Hautpflege geachtet werden.

Ernährungsumstellung hilft etwa bei einem Drittel der Betroffenen.

Wann zum Arzt: Bei Verdacht auf Neurodermitis

Schulmedizin: Kortisonhaltige Cremes

Heilpflanzen: Aloe vera, Ehrenpreis, Heidekraut, Kamille, Myrrhe

Hausmittel: Olivenöl-Einreibungen, Urea-Cremes, Zink-Salben, Kamillen-Bäder, Bäder mit verdünnter Chlorbleiche

Schüsslersalze-Behandlung:

- morgens: 2-3 Tabletten Nr. 3 Ferrum Phosphoricum
- mittags: 2-3 Tabletten Nr. 6 Kalium Sulfuricum
- abends: 2-3 Tabletten Nr. 7 Magnesium Phosphoricum
- Bei starkem Juckreiz: Nr. 7 als Heiße Sieben
- Schüssler-Salben: Nr. 1 und Nr. 11 im Wechsel

Weitere Schüssler-Salze: 4, 8, 9, 10, 11 13, 16, 17, 20, 22

Niedriger Blutdruck

Niedriger Blutdruck gilt zwar als ungefährlich, aber er kann die Betroffenen erheblich belasten. Zum Schwindel kommt meistens noch eine ausgeprägte Kraftlosigkeit hinzu, die den Alltag deutlich erschwert.

Wann zum Arzt: bei Ohnmachtsneigung oder starkem Schwindel

Heilpflanzen: Rosmarin, Ginseng

Hausmittel: Schwedenkräuter, Kaltwasser-Anwendungen, Sport

Schüsslersalze-Behandlung:

- morgens: 2-3 Tabletten Nr. 3 Ferrum Phosphoricum
- mittags: 2-3 Tabletten Nr. 5 Kalium Phosphoricum
- abends: 2-3 Tabletten Nr. 7 Magnesium Phosphoricum

Weitere Schüssler-Salze: 2, 17, 20, 21

Nierenerkrankungen

Die Niere reinigt das Blut und produziert den Harn. Wenn die Niere schwach oder krank ist, funktioniert die Entgiftung und Entwässerung nicht mehr richtig, was zu Müdigkeit, Schwäche, Ödemen, Juckreiz und zahlreichen anderen Gesundheitsstörungen führen kann.

Damit die Niere gut arbeiten kann, muss man ausreichend trinken (2-3 Liter/Tag). Nur bei echter Niereninsuffizienz ist die Trinkmenge eingeschränkt.

Wann zum Arzt: Bei Verdacht auf Nierenerkrankungen

Schulmedizin: Je nach Ursache

Heilpflanzen: Birke, Bärentraube, Goldrute, Wacholder

Hausmittel: Viel trinken, Kombucha, Schwedenkräuter

Schüsslersalze-Behandlung:

- morgens: 2-3 Tabletten Nr. 3 Ferrum Phosphoricum
- mittags: 2-3 Tabletten Nr. 4 Kalium Chloratum
- abends: 2-3 Tabletten Nr. 10 Natrium Sulfuricum
- Schüssler-Salbe Nr. 3 Ferrum Phosphoricum

Weitere Schüssler-Salze: 13, 16

Ödeme - Wassereinlagerungen

Ödeme sind Wassereinlagerungen im Gewebe. Sie treten vor allem an Füßen, Händen, im Gesicht und am Bauch auf.

Sie können unterschiedliche Ursachen haben, beispielsweise Herzschwäche, langes Stehen, Nierenschwäche oder Hormonschwankungen.

Wann zum Arzt: Bei unerklärlichen Ödemen

Schulmedizin: Medikamente je nach Ursache

Heilpflanzen: Birke, Brennnessel, Goldrute, Holunder

Hausmittel: Kombucha, Schwedenkräuter

Schüsslersalze-Behandlung:

- morgens: 2-3 Tabletten Nr. 4 Kalium Chloratum
- mittags: 2-3 Tabletten Nr. 8 Natrium Chloratum
- abends: 2-3 Tabletten Nr. 10 Natrium Sulfuricum
- Schüssler-Salbe Nr. 8 Natrium Chloratum zum Einreiben

Weitere Schüssler-Salze: 13, 15

Östrogen-Dominanz

Bei einer Östrogendominanz besteht ein Ungleichgewicht zwischen den Hormonen Östrogen und Progesteron (Gelbkörperhormon) zugunsten des Östrogens.

Diese häufige Störung führt zum Prämenstruellen Syndrom, Wechseljahrsbeschwerden, Übergewicht, Kopfschmerzen und zahlreichen weiteren Beschwerden.

Wann zum Arzt: Bei starken Beschwerden

Schulmedizin: Progesteron-Creme

Heilpflanzen: Mönchspfeffer, Schafgarbe, Frauenmantel

Hausmittel: Wasser trinken, viel Bewegung

Schüsslersalze-Behandlung:

- morgens: 2-3 Tabletten Nr. 1 Calcium Fluoratum
- mittags: 2-3 Tabletten Nr. 2 Calcium Phosphoricum

- abends: 2-3 Tabletten Nr. 7 Magnesium
  Phosphoricum

Weitere Schüssler-Salze: 14, 24, 25

Ohrensausen - Tinnitus

Bei Ohrensausen hört man häufig oder ständig Geräusche, die nicht vorhanden sind, z.B. Rauschen, Pfeifen oder Piepsen.

Die Ursache für Ohrensausen liegt manchmal im Ohr begründet, z.B. Ohrenschmalz oder Entzündungen und manchmal auch in einer gestressten Psyche.

Wann zum Arzt: Bei starker Beeinträchtigung des Lebens

Schulmedizin: Medikamente

Heilpflanzen: Baldrian, Hopfen, Lavendel, Melisse, Passionsblume

Hausmittel: Autogenes Training, Zwiebelsäckchen, Schwedenkräuter

Schüsslersalze-Behandlung:

- morgens: 2-3 Tabletten Nr. 3 Ferrum Phosphoricum
- mittags: 2-3 Tabletten Nr. 5 Kalium Phosphoricum
- abends: 2-3 Tabletten Nr. 8 Natrium Chloratum

Weitere Schüssler-Salze: 11, 15, 19

Ohrenschmerzen

Ohrenschmerzen hängen meistens mit Entzündungen im Gehörgang oder Mittelohr zusammen. Die Schmerzen können sehr stark sein und vor allem Kinder stark belasten.

Wann zum Arzt: Bei Fieber oder starken Schmerzen

Schulmedizin: Medikamente je nach Ursache, Ohrentropfen

Heilpflanzen: Angelika, Kampfer, Lavendel, Schafgarbe, Veilchen

Hausmittel: Zwiebelsäckchen, Schwedenkräuter

Schüsslersalze-Behandlung:

- morgens: 2-3 Tabletten Nr. 3 Ferrum Phosphoricum
- mittags: 2-3 Tabletten Nr. 8 Natrium Chloratum
- abends: 2-3 Tabletten Nr. 12 Calcium Sulfuricum
- Gegen Schmerzen: Nr. 7 Magnesium Phosphoricum als Heißgetränk

Weitere Schüssler-Salze: 4, 6, 12, 21, 24

Rheuma - Arthritis

Rheuma ist eine große Gruppe von Krankheiten, die durch das körpereigene Immunsystem ausgelöst werden.

Die häufigste Rheumaform ist die Polyarthritis, bei der sich die Gelenke chronisch entzünden.

Wann zum Arzt: Bei Verdacht auf Rheuma

Schulmedizin: Entzündungshemmende Medikamente, Schmerzmittel

Heilpflanzen: Angelika, Arnika, Hauhechel, Kampfer

Hausmittel: Umschläge, Schlagen mit Brennnesseln, Schwedenkräuter

Schüsslersalze-Behandlung:

- morgens: 2-3 Tabletten Nr. 1 Calcium Fluoratum
- mittags: 2-3 Tabletten Nr. 3 Ferrum Phosphoricum
- abends: 2-3 Tabletten Nr. 10 Natrium Sulfuricum
- Gegen Schmerzen: Nr. 7 Magnesium Phosphoricum als Heißgetränk
- Schüssler-Salben: Nr. 1, 3 und 11 im Wechsel

Weitere Schüssler-Salze: 4, 6, 8, 9, 11, 12, 15, 16, 17, 18, 23, 25

Rückenschmerzen / Hexenschuss

Zahlreiche Menschen leiden manchmal oder ständig unter Rückenschmerzen. Rückenschmerzen werden häufig durch Haltungsfehler, mangelnde Rücken-Muskulatur und Überlastungen ausgelöst.

Ein Hexenschuss sind Rückenschmerzen, die plötzlich auftreten oder ohne dass man weiß, warum auf einmal der Rücken schmerzt.

Bei einem sehr starken Hexenschuss, der mit Lähmungen einhergeht, sollte man unbedingt schnellstens den Arzt aufsuchen.

Einen einfachen Hexenschuss kann man oft auch selbst behandeln.

Wichtig ist es, dass die betroffene Stelle, meist die Lendenwirbelsäule, warm gehalten wird, damit sich die Muskeln entkrampfen.

Ein warmer Schüsslersalze-Umschlag, eventuell mit einer Wärmflasche verstärkt, kann die gereizten Nerven beruhigen und die Schmerzen lindern.

Wann zum Arzt: Bei Lähmungserscheinungen oder starken Schmerzen

Schulmedizin: Schmerzmittel, Salben, Gymnastik

Heilpflanzen: Sternanis, Arnika, Johanniskraut, Kampfer, Chili

Hausmittel: Wärmflasche, Heilerde, Schwedenkräuter

Schüsslersalze-Behandlung:

- morgens: 2-3 Tabletten Nr. 3 Ferrum Phosphoricum
- mittags: 2-3 Tabletten Nr. 7 Magnesium Phosphoricum
- abends: 2-3 Tabletten Nr. 9 Natrium Phosphoricum
- Bei Bedarf: Nr. 7 Magnesium Phosphoricum als Heißgetränk
- Schüssler-Salbe Nr. 7 Magnesium Phosphoricum zum Einreiben

Weitere Schüssler-Salze: 2, 13, 15, 16

Schlaflosigkeit

Schlafstörungen hängen häufig mit zu viel Stress am Tag zusammen. aber auch hormonelle Schwankungen oder einige Erkrankungen können Schlaflosigkeit bewirken.

Bei fehlendem Schlaf ist man tagsüber oft müde und leistungsschwach.

Wann zum Arzt: Wenn das Leben beeinträchtigt ist.

Schulmedizin: Je nach Ursache, Schlafmittel

Heilpflanzen: Angelika, Baldrian, Hopfen, Passionsblume

Hausmittel: Heiße Milch mit Honig, Fußbäder, Schwedenkräuter

Schüsslersalze-Behandlung:

- Vor dem Bettgehen: 5-10 Tabletten Nr. 5 Kalium Phosphoricum als Heißgetränk

Weitere Schüssler-Salze: 2, 7, 11, 12, 13, 14, 14, 19, 21, 22, 25

Schmerzen

Schmerzen sind ein häufiges Signal des Körpers, dass etwas nicht in Ordnung ist. Die Ursachen für Schmerz sind mannigfaltig.

Da Schmerz ein Warnsignal ist, sollte er nicht einfach nur blockiert werden, sondern man sollte auch nach der Ursache suchen und diese behandeln.

Wann zum Arzt: Bei starken oder häufigen Schmerzen

Schulmedizin: Je nach Ursache, Schmerzmittel

Heilpflanzen: Arnika, Johanniskraut, Kampfer, Safran, Weide

Hausmittel: Umschläge, Wärmflasche, Schwedenkräuter

Schüsslersalze-Behandlung:

- Bei Bedarf: Nr. 7 Magnesium Phosphoricum als Heiße Sieben

Weitere Schüssler-Salze: 3, 13

Schuppenflechte / Psoriasis

Die Schuppenflechte ist eine chronische Hauterkrankung. Es kommt zu geröteten Hautpartien mit silbriger Abschuppung.

Wann zum Arzt: bei Verdacht auf Schuppenflechte

Schulmedizin: Salben, Meersalz-Behandlung, Omega-3-Fettsäuren

Heilpflanzen: Eichenrinde, Kamille, Lavendel

Hausmittel: Propolis, Schwedenkräuter

Schüsslersalze-Behandlung:

- morgens: 2-3 Tabletten Nr. 2 Calcium Phosphoricum
- mittags: 2-3 Tabletten Nr. 6 Kalium Sulfuricum
- abends: 2-3 Tabletten Nr. 10 Natrium Sulfuricum
- Schüssler-Salbe: Nr. 1 Calcium Fluoratum

Weitere Schüssler-Salze: 4, 7, 9, 11, 13, 14, 17, 22

Schwindel

Schwindel ist eine sehr häufige Gesundheitsstörung, die verschiedene Ursachen haben kann. Häufige Ursachen sind Hormonschwankungen oder niedriger Blutdruck.

Da Schwindel das Gleichgewicht und die Verkehrstüchtigkeit beeinträchtigen kann, sollte man ihn sorgfältig behandeln.

Wann zum Arzt: Bei häufigem Schwindel

Schulmedizin: Je nach Ursache

Heilpflanzen: Ginkgo, Knoblauch, Rosmarin,

Hausmittel: Ruhig atmen, festhalten, Kopf langsam drehen, Schwedenkräuter

Schüsslersalze-Behandlung:

- morgens: 2-3 Tabletten Nr. 5 Kalium Phosphoricum
- mittags: 2-3 Tabletten Nr. 7 Magnesium Phosphoricum
- abends: 2-3 Tabletten Nr. 10 Natrium Sulfuricum

Weitere Schüssler-Salze: 6, 11, 15, 17, 20, 21

Schwitzen / Schweißausbrüche

Normalerweise ist Schwitzen eine gesunde Körperfunktion, die dazu dient, den Körper zu kühlen.

Bei manchen Menschen kommt es jedoch zu vermehrter Schweißbildung, beispielsweise in den Wechseljahren, als eigenständige Erkrankung oder bei schweren Allgemeinerkrankungen.

Wann zum Arzt: bei ungeklärten Nachtschweißen

Schulmedizin: Schweißhemmende Mittel

Heilpflanzen: Salbei, Traubensilberkerze, Thymian

Hausmittel: Kaltwasser-Anwendungen

Schüsslersalze-Behandlung:

- morgens: 2-3 Tabletten Nr. 2 Calcium Phosphoricum
- mittags: 2-3 Tabletten Nr. 5 Kalium Phosphoricum
- abends: 2-3 Tabletten Nr. 11 Silicea

Weitere Schüssler-Salze: 6, 7, 8, 9, 10, 15, 22

Sodbrennen

Bei Sodbrennen steigt die Magensäure in die Speiseröhre auf und verursacht brennende Schmerzen.

Häufig wird Sodbrennen durch zu süßes oder fettes Essen oder zu viel Kaffe oder Alkohol verursacht. Auch Stress, Rauchen, Zwerchfellbruch oder Übergewicht können Sodbrennen verursachen.

Wann zum Arzt: bei häufigem Sodbrennen

Schulmedizin: Säureblocker oder Säure bindende Medikamente

Heilpflanzen: Enzian, Ingwer, Süßholz, Wacholder

Hausmittel: Schwedenkräuter, Natron, Heilerde

Schüsslersalze-Behandlung:

- morgens: 2-3 Tabletten Nr. 4 Kalium Chloratum
- mittags: 2-3 Tabletten Nr. 8 Natrium Chloratum
- abends: 2-3 Tabletten Nr. 9 Natrium Phosphoricum

Weitere Schüssler-Salze: 7, 10, 16, 23, 24

Übelkeit

Übelkeit kann durch Mageninfektionen, Reisen, Schwangerschaft oder andere Ursachen ausgelöst werden. Bei starker Übelkeit kann es zum Erbrechen kommen.

Wann zum Arzt: Bei unerklärlicher oder häufiger Übelkeit

Schulmedizin: Medikamente

Heilpflanzen: Enzian, Ingwer, Kalmus, Minze, Nelkenwurz

Hausmittel: Akupressur: unter dem Handgelenk massieren, Schwedenkräuter

Schüsslersalze-Behandlung:

- morgens: 2-3 Tabletten Nr. 3 Ferrum Phosphoricum
- mittags: 2-3 Tabletten Nr. 8 Natrium Chloratum
- abends: 2-3 Tabletten Nr. 10 Natrium Sulfuricum
- Bei Bedarf: Nr. 3 Ferrum Phosphoricum als Heißgetränk

Weitere Schüssler-Salze: 5, 14

Übergewicht

Heutzutage ist Übergewicht für viele Menschen ein großes Problem. Die reichliche Ernährung, bequemen Transportmittel und häufig ein verlangsamter Stoffwechsel führen zu vermehrten Fetteinlagerungen. Strenge Diäten bewirken durch den JoJo-Effekt oft weitere Zunahmen.

Eine dauerhafte Gewichtsabnahme erreicht man nur durch Ernährungsumstellung, viel Bewegung und eine Stoffwechsel-Belebung.

Wann zum Arzt: Bei Beschwerden durch starkes Übergewicht

Schulmedizin: Diät, Sport, evtl. Operationen

Heilpflanzen: Birke, Blasentang, Eberwurzel, Hauhechel,
Zimt

Hausmittel: Kombucha, Wasser vor den Mahlzeiten,
Schwedenkräuter

Schüsslersalze-Behandlung:

- morgens: 2-3 Tabletten Nr. 4 Kalium Chloratum
- mittags: 2-3 Tabletten Nr. 9 Natrium Phosphoricum
- abends: 2-3 Tabletten Nr. 10 Natrium Sulfuricum

Weitere Schüssler-Salze: 6, 7, 12, 22, 23, 27

Verdauungsstörungen

Die Verdauung kann die verschiedensten Störungen aufwei-
sen. Meistens meint man mit Verdauungsstörungen jedoch,
wenn die Verdauung der Nahrung einfach nicht optimal
funktioniert und es zu Völlegefühl, Drücken, Blähungen,
leichten Schmerzen und eventuell Verstopfung kommt.

Wann zum Arzt: Bei starken Verdauungsbeschwerden

Schulmedizin: Je nach Ursache

Heilpflanzen: Angelika, Fenchel, Enzian, Kalmus, Rhabarber

Hausmittel: Heilerde, Wärmflasche, Schwedenkräuter

Schüsslersalze-Behandlung:

- morgens: 2-3 Tabletten Nr. 5 Kalium Phosphoricum
- mittags: 2-3 Tabletten Nr. 8 Natrium Chloratum
- abends: 2-3 Tabletten Nr. 10 Natrium Sulfuricum

Weitere Schüssler-Salze: 9, 11, 15, 22

Verletzungen

Verletzungen sind ein sehr allgemeiner Begriff für die Folgen von Unfällen aller Art. Bei Verletzungen kann es zu offenen Wunden aber auch zu Prellungen, Quetschungen, Muskelzerrungen, Bänderrissen und anderen Problemen des Bewegungsapparates, der Haut oder innerer Organe kommen.

Die Behandlung hängt stark von der Schwere und Art der Verletzung ab.

Wann zum Arzt: Bei starkem Blutverlust, Schmerzen, Bewegungsproblemen

Schulmedizin: Je nach Ursache

Heilpflanzen: Arnika, Johanniskraut, Ringelblume

Hausmittel: Alaun, Propolis, Schwedenkräuter

Schüsslersalze-Behandlung:

- Direkt nach der Verletzung: je 5 Tabletten Nr. 3 und Nr. 7 als Heißgetränk
- morgens: 2-3 Tabletten Nr. 1 Calcium Fluoratum
- mittags: 2-3 Tabletten Nr. 3 Ferrum Phosphoricum
- abends: 2-3 Tabletten Nr. 7 Magnesium Phosphoricum
- Schüssler-Salbe: Nr. 3 Ferrum Phosphoricum

Weitere Schüssler-Salze: 2, 4

Verspannungen

Durch Büroarbeit, langes Sitzen oder Fehlbelastungen kommt es häufig zu Verspannungen. Besonders häufig treten Verspannungen im Schulter-Nackenbereich auf. Auch der Rücken und andere Körperteile können von Verspannungen betroffen sein.

Wann zum Arzt: Bei starken Beschwerden

Schulmedizin: Gymnastik, Massage, Schmerzmittel, Salben

Heilpflanzen: Arnika, Johanniskraut, Kampfer, Sternanis

Hausmittel: Wärmflasche, Schwedenkräuter

Schüsslersalze-Behandlung:

- morgens: 2-3 Tabletten Nr. 1 Calcium Fluoratum
- mittags: 2-3 Tabletten Nr. 7 Magnesium Phosphoricum
- abends: 2-3 Tabletten Nr. 11 Silicea
- Schüssler-Salbe: Nr. 7 Magnesium Phosphoricum

Weitere Schüssler-Salze: 2, 18, 20

Verstopfung

Sehr viele Menschen leiden heutzutage unter Verstopfung. Diese wird durch Bewegungsmangel und zu wenig trinken begünstigt.

Wann zum Arzt: Bei starker Verstopfung

Schulmedizin: Abführmittel, ballaststoffreiche Ernährung

Heilpflanzen: Angelika, Fenchel, Enzian, Kalmus, Rhabarber

Hausmittel: Flohsamen, Leinsamen, viel trinken, Schwedenkräuter

Schüsslersalze-Behandlung:

- morgens: 2-3 Tabletten Nr. 5 Kalium Phosphoricum
- mittags: 2-3 Tabletten Nr. 8 Natrium Chloratum
- abends: 2-3 Tabletten Nr. 10 Natrium Sulfuricum

Weitere Schüssler-Salze: 9, 11, 15, 22

Warzen

Warzen sind Hautgewächse, die durch Viren verursacht werden. Eine geschwächte Haut begünstigt das Wachstum von Viren.

Wann zum Arzt: Wenn Warzen stören

Schulmedizin: Vereisen, Lasern, chirurgische Entfernung

Heilpflanzen: Myrrhe, Schöllkraut, Teebaum, Thuja

Hausmittel: Knoblauch, Propolis, Besprechen, Schwedenkräuter

Schüsslersalze-Behandlung:

- Nr. 1 Calcium Fluoratum als Salbe und Tablettenbrei-Pflaster

Weitere Schüssler-Salze: 4, 14, 25

Wechseljahrsbeschwerden

In den Jahren zwischen 40 und 60 erleben die meisten Frauen ihre Wechseljahre. Die Funktion der Eierstöcke lässt allmählich nach und die Hormonproduktion wird unregelmäßig und weniger.

Einige der Betroffenen leiden in dieser Zeit unter verschiedenen Beschwerden, z.B. unter Hitzewallungen, Kopfschmerzen, Übergewicht.

Wann zum Arzt: bei starken Beschwerden

Schulmedizin: Hormon-Ersatz-Therapie

Heilpflanzen: Mönchspfeffer, Traubensilberkerze, Schafgarbe

Hausmittel: Kaltwasser-Anwendungen, Sport

Schüsslersalze-Behandlung:

- morgens: 2-3 Tabletten Nr. 1 Calcium Fluoratum
- mittags: 2-3 Tabletten Nr. 3 Ferrum Phosphoricum
- abends: 2-3 Tabletten Nr. 7 Magnesium Phosphoricum

Weitere Schüssler-Salze: 5, 8, 10, 11, 12, 24, 25

Weißfluss

Weißfluss ist ein weißlicher Ausfluss aus der Vagina. Meistens ist Weißfluss harmlos, es sei denn Schmerzen, Juckreiz oder ausgeprägter Fischgeruch kommen hinzu.

Wann zum Arzt: Bei Schmerzen, Juckreiz oder Fischgeruch

Schulmedizin: Je nach Ursache

Heilpflanzen: Kamille, Schafgarbe, Taubnessel

Hausmittel: Jogurt, Schwedenkräuter

Schüsslersalze-Behandlung:

- 3x je 2-3 Tabletten Nr. 4 Kalium Chloratum

Wunden

Wunden sind offene Verletzungen der Haut. Sie können durch Unfälle oder auch Störungen von innen entstehen (z.B. offenes Bein).

Die Behandlung hängt stark von der Schwere und Art der Wunde ab.

Schulmedizin: Antibiotika, Salben, Wundversorgung

Heilpflanzen: Aloe, Arnika, Beinwell, Kamille, Myrrhe, Ringelblume

Hausmittel: Propolis, Honig, Heilerde, Schwedenkräuter

Schüsslersalze-Behandlung:

- Erste Hilfe: Nr. 3 Ferrum Phosphoricum als Heißgetränk
- Bei Eiterungen: 3x je 2-3 Tabl. Nr. 12 Calcium Sulfuricum
- Schüssler-Salbe: Nr. 3 Ferrum Phosphoricum

Weitere Schüssler-Salze: 9, 11

Zyklusstörungen

Wenn die Menstruationsblutungen unregelmäßig, zu stark, zu schwach oder schmerzhaft auftreten, spricht man auch von Zyklusstörungen.

Viele Frauen leiden unter der einen oder anderen Form von Zyklusstörungen.

Schüsslersalze können helfen, den weiblichen Zyklus wieder ins Gleichgewicht zu bringen.

Wann zum Arzt: Bei starken Beschwerden

Schulmedizin: Je nach Ursache

Heilpflanzen: Angelika, Frauenmantel, Mönchspfeffer, Schafgarbe, Traubensilberkerze

Hausmittel: Propolis, Schwedenkräuter

Schüsslersalze-Behandlung:

- morgens: 2-3 Tabletten Nr. 1 Calcium Fluoratum
- mittags: 2-3 Tabletten Nr. 2 Calcium Phosphoricum
- abends: 2-3 Tabletten Nr. 7 Magnesium Phosphoricum

Weitere Schüssler-Salze: 14, 24, 25